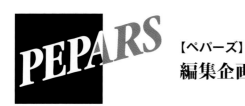

【ペパーズ】
編集企画にあたって…

JN115581

「リンパ浮腫をどげんかせんといかん！」

　10年前，LVA(リンパ管静脈吻合術)をはじめとするリンパ浮腫の外科治療は霧の中にいた．医学的な裏付けを求めようにも論文は少なく，「どこを切ればいいのか？」，「そもそも手術はリンパ浮腫に効果があるのか？」，「もっとそもそもリンパ浮腫の病態はどうなっているのか？」……まさしく五里霧中であった．

　この10年間のLVAの進歩はめざましく，特に日本人医師の業績が目立つ．2018年に保険適用となったリンパシンチグラフィ，日本が世界に先駆けて開発したICGリンパ管蛍光造影法，リンパ管エコー検査の導入により，診断，術前検査の精度が向上した．中でもエコー検査は痛みもなくコメディカルスタッフも実施できる上，集合リンパ管や，浮腫，線維化の評価もできるため，今後のリンパ浮腫診療において広く普及していくものと予見される．いまやLVAの治療成績は世界中から報告されるようになり，患者さんや医療者(他領域医師，コメディカルスタッフ，リンパセラピスト)にとって，信頼できる治療の選択肢となってきている．

　本書では，リンパ浮腫診療についてこの10年に蓄積してきたエビデンスを紹介するとともに，様々な専門の先生方に最新の取り組みをご紹介いただいた．診断においては，リンパ浮腫のみならず，むくみ全般を網羅的に診断する必要があり，特に静脈性浮腫，肥満性浮腫，廃用性浮腫の診断はとても重要である．また，原発性リンパ浮腫や乳び胸腹水の病態解明，治療法確立も喫緊の課題である．LVAの限界を超えるため，脂肪吸引やリンパ節移植などの手術，運動療法のプロトコールや，保存療法(複合的治療)の組み合わせについてもエビデンスの蓄積が待たれ，そのためには理想的なチームビルディングが必要となる．このような観点から，本書においては，形成外科医のみならず，血管外科，放射線科，リハビリ科など幅広い専門の先生方に，それぞれの立場から最新のエビデンスをご紹介いただいた．執筆陣は現在，現役で大活躍されている先生方ばかりである．

　リンパ浮腫診療は，最先端のマイクロサージャリー技術を駆使することができ，未知の部分が大きいだけに創造的で面白く，チーム医療としての充実感もあり，患者さんの満足度も高い，形成外科医としても他領域の先生方にとっても非常にやりがいのある仕事である．形成外科領域の中では珍しく，他科と競合しない分野でもあり，ベテラン形成外科医だけでなく若手形成外科医にもぜひチャレンジしてもらいたいと思う．看護師や理学療法士，作業療法士，あん摩マッサージ師などのリンパセラピストには，本書を読むことでリンパ外科の最先端の知識を学んでいただきたい．他領域の先生方にとっても，リンパ浮腫の最新治療，リンパ浮腫を含む「むくみ診療」を学ぶ端緒になればと考える．本書がチーム医療における共通言語となることを願う．

　最後に，このような編集企画の機会を与えていただいた編集顧問・主幹の先生方，ならびにお忙しい中ご自身の貴重な知見についてご執筆いただきました先生方に深く感謝を申し上げます．

2020年7月

三原　誠・原　尚子

KEY WORDS INDEX

WRITERS FILE

ライターズファイル（五十音順）

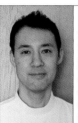

上野　高明
（うえの　たかあき）

1998年　東京大学卒業
　　　　同大整形外科入局
1999年　東京都多摩老人医療センター整
　　　　形外科
2000年　茨城県立中央病院整形外科
2001年　埼玉医大総合病院センター救命
　　　　救急センター
2003年　国立身体障害者リハビリテー
　　　　ションセンター整形外科
2004年　都立府中病院リハビリテーショ
　　　　ン科
2006年　東京大学大学院医学系研究科外
　　　　科学専攻博士課程
2010年　JR東京総合病院リハビリテー
　　　　ション科
2013年　同，主任医長

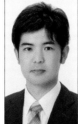

鈴木　悠史
（すずき　ゆうし）

2014年　慶應義塾大学卒業
2016年　同大学形成外科　入局
2020年　同，特任助教

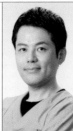

三原　誠
（みはら　まこと）

2002年　福岡大学卒業
　　　　虎の門病院外科レジデント
2004年　帝京大学形成外科，助教
2005年　東京大学形成外科・美容外
　　　　科，医員
2008年　Harvard大学医学部，
　　　　Research Fellow（移植外
　　　　科）
2009年　東京大学形成外科・美容外
　　　　科，助教
2014年　済生会川口総合病院血管外
　　　　科，主任医長
2018年　JR東京総合病院リンパ外
　　　　科・再建外科，特任医師

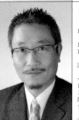

小川　佳宏
（おがわ　よしひろ）

1989年　徳島大学卒業
　　　　同大学心臓血管外科入局
1996年　同大学心臓血管外科，医員
1998年　専門的にリンパ浮腫の診療に携
　　　　わる．
2000年　リムズ徳島クリニックを開業後，
　　　　現在に至る．
＜主な学会役員など＞
日本リンパ浮腫治療学会理事長／日本リ
ンパ学会理事／日本リンパ浮腫学会・日本
静脈学会・日本脈管学会・日本がんサポー
ティブケア学会評議員／その他弾性ス
トッキングコンダクター養成委員会・がん
のリハビリテーションリンパ浮腫研修委
員会委員

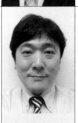

長西　裕樹
（ながにし　ひろき）

1994年　広島高校卒業
1999年　米国コロンビア大学語学留学
2001年　横浜市立大学卒業
　　　　同大学ローテート研修
2003年　同大学形成外科入局
2004年　北里研究所病院美容医学セン
　　　　ター
2005年　神奈川県立こども医療センター
2006年　横浜市大附属市民総合医療セン
　　　　ター
2007年　同センター高度救命救急センター
2009年　同センター形成外科
2010年　同，助教
2013年　済生会横浜市南部病院，主任部長
　　　　代行

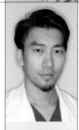

矢吹雄一郎
（やぶき　ゆういちろう）

2006年　横浜市立大学医学部卒業
2008年　同大学形成外科入局
　　　　藤沢市民病院救急科／形成
　　　　外科
2009年　横浜市立大学附属病院，後
　　　　期研修医
2011年　同，指導診療医
2014年　神奈川県立こども医療センター
　　　　形成外科医長
2016年　横浜市立大学附属病院，助
　　　　教
2020年　同，診療講師

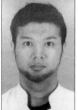

佐藤　元律
（さとう　もとのり）

2013年　順天堂大学卒業
　　　　同大学医学部附属順天
　　　　堂医院代謝内分泌内科
日本内科学会，認定医
日本糖尿病学会，専門医

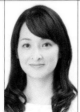

原　尚子
（はら　ひさこ）

2007年　九州大学卒業
　　　　同大学病院初期研修
2009年　東京大学形成外科，専
　　　　門研修医
2013年　同大学形成外科，助教
2016年　済生会川口総合病院リ
　　　　ンパ外科・再建外科
2018年　JR東京総合病院リン
　　　　パ外科・再建外科
・東京大学医学博士
・リンパ浮腫療法士

山田　潔
（やまだ　きよし）

1997年　高知医科大学卒業
　　　　川崎医科大学形成外科
　　　　入局
2000年　国立病院四国がんセン
　　　　ター形成外科
2003年　岡山大学形成外科
2004年　川崎医大形成外科
2006年　岡山大学大学院
2009年　同大学病院，助教
2018年　同大学臨床リンパ学講
　　　　座，准教授

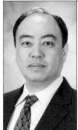

須網　博夫
（すあみ　ひろお）

1991年　信州大学卒業
　　　　慶應義塾大学形成外科入局
1993年　国立がんセンター中央病院
　　　　外科レジデント
2001～08年　メルボルン大学解剖学
　　　　勤務　ポストドクトラル
　　　　フェロー
2009～15年　テキサス大学MDアン
　　　　ダーソンがんセンター形成
　　　　外科，助教
2015年　マッコリー大学臨床医学リ
　　　　ンパ浮腫ユニット，准教授

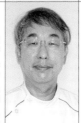

広川　雅之
（ひろかわ　まさゆき）

1987年　高知医科大学卒業
1991年　同大学大学院修了
1993～95年　ジョーンズホプキンス大学
　　　　留学
2000年　東京医科歯科大学第一外科入局
2003年　同大学血管外科，助手
2005年　講師
　　　　お茶の水血管外科クリニック，院
　　　　長
＜主な学会役員など＞
日本静脈学会理事／日本脈管学会評議
員／日本血管外科学会評議員／関東甲信
越Venous Forum会長／日本静脈学会ガ
イドライン委員長／東京医科歯科大学血
管外科非常勤講師／日本外科学会専門
医・指導医／脈管専門医

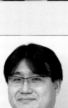

山本　真由
（やまもと　まさよし）

2001年　防衛医科大学校卒業
　　　　同大学校初任実務研修
2003年　自衛隊青森駐屯地第九
　　　　後方支援隊，医官
2005年　防衛医科大学校放射線
　　　　科専門研修
2007年　藤沢市民病院画像診断
　　　　科
2013年　防衛医科大学校，助教
2016年　帝京大学医学部放射線
　　　　科学講座，講師

CONTENTS

むくみ診療の ONE TEAM
―静脈？リンパ？肥満？―

編集／JR東京総合病院　三原　誠・原　尚子

◆編集顧問／栗原邦弘　中島龍夫
　　　　　　百束比古　光嶋　勲
◆編集主幹／上田晃一　大慈弥裕之　小川　令

【ぺパーズ】
PEPARS No.164/2020.8◆目次

「PEPARS®」とは Perspective Essential Plastic
Aesthetic Reconstructive Surgery の頭文字よ
り構成される造語.

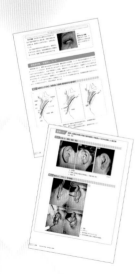
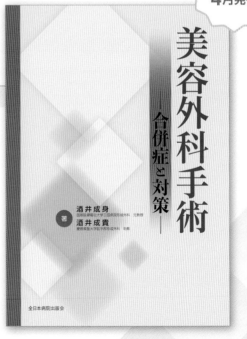

PEPARS No.164：1-8，2020

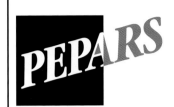

◆特集／むくみ診療の ONE TEAM─静脈？リンパ？肥満？─

血管外科外来におけるむくみ診療

─リンパ浮腫だけがむくみじゃない！─

広川　雅之*

Key Words：血管外科(vascular surgery)，むくみ(edema)，下肢静脈瘤(varicose veins)，深部静脈血栓症(deep vein thrombosis)，慢性静脈不全症(chronic venous insufficiency)

Abstract　　近年，むくみの原因としてエコノミークラス症候群や下肢静脈瘤がマスコミに取り上げられ，多くの患者がむくみを主訴に血管外科外来を受診するようになっている．血管外科外来のむくみの診療は，むくみの原因となる疾患を見逃さないことが重要である．慢性静脈不全症のむくみは静脈還流障害による静脈高血圧によって起こる．慢性静脈不全症に含まれる代表的な疾患は，下肢静脈瘤，深部静脈血栓症，血栓後遺症，血管奇形であり，問診，視診，触診および静脈エコーによって診断される．静脈性のむくみの治療では，必ずしも"むくみを治療しなければならないわけではない"ということを念頭に置き，患者自身の希望とライフスタイルに合わせて様々な方法を組み合わせて治療を行う．むくみを放置しても生命予後には関係がない．治療は圧迫療法を基本として，下肢静脈瘤に対しては低侵襲な血管内焼灼術が標準術式となっているが，むくみを訴えるが下肢静脈瘤を有しない患者に治療を行ってはならない．

はじめに

　近年，むくみの原因としてエコノミークラス症候群や下肢静脈瘤がマスコミに取り上げられ，多くの患者がむくみを主訴に血管外科外来を受診するようになっている．下肢の病的なむくみの原因は静脈疾患による場合が最も多いが，それ以上に生活習慣や加齢などによる生理的なむくみの方がはるかに多い．また，少数例ではあるがリンパ浮腫や甲状腺疾患，心不全，腎不全や進行癌，さらに降圧剤等による薬剤性むくみ，あるいはこれらが複数組み合わさっている場合もある．血管外科外来においては，静脈疾患によるむくみかどうかを鑑別診断し，むくみの原因となる疾患を見逃さないことが最も重要である．そのためには，まず，静脈疾患の病態生理を理解しておかなければいけない．本稿では血管外科外来におけるむくみの診

療について解説する．

静脈疾患の病態生理

　末梢血が静脈を通って心臓に還流することを静脈還流と言う．静脈還流が何らかの原因で障害されて静脈高血圧が起こり，むくみや皮膚障害など様々な症状を呈する．この静脈還流障害による病態を慢性静脈不全症(chronic venous insufficiency；CVI)と呼び，国際的に CEAP 分類によってその病態が分類されている[1]．むくみを起こす代表的な静脈疾患である下肢静脈瘤や深部静脈血栓症(deep vein thrombosis；DVT)も CVI に含まれる．

1．静脈還流

　下肢の静脈還流は，① 呼吸による吸引，② 流入動脈血による押し上げ，③ 筋ポンプ作用，④ 重力によって促進され，静脈弁によって制御されている[2]．特に重要なのが静脈弁で，静脈弁は静脈血を一方向に流して血液の逆流を防止し，表在静脈，深部静脈，筋静脈および穿通枝に存在する．

＊Masayuki HIROKAWA，〒101-0062　東京都千代田区神田駿河台 2-1-4　ヒルクレスト御茶ノ水 5 階　お茶の水血管外科クリニック，院長

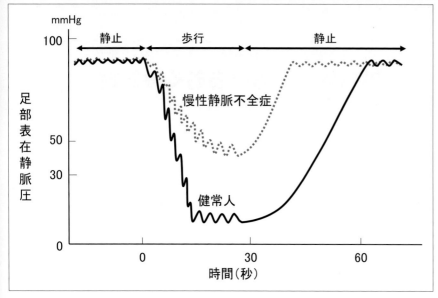

図 1.
静脈高血圧
静止時静脈圧は慢性静脈不全症患者と健常人では同じだが，慢性静脈不全症患者では運動時に静脈圧が十分に低下しない静脈高血圧を呈する.

表 1. CEAP 分類

臨床分類 (clinical classification)
C_0：視診，触診で静脈瘤を認めない
C_1：くもの巣状，網目状静脈瘤
C_2：立位で径 3 mm 以上の静脈瘤
C_3：むくみ
C_{4a}：色素沈着，湿疹
C_{4b}：脂肪皮膚硬化症，白色皮膚萎縮
C_5：治癒したうっ滞性潰瘍
C_6：活動性うっ滞性潰瘍

＊最も重い病変を記載，症状がない場合は A (Asymptomatic)，ある場合は S (Symptomatic) を付ける. 例：C_{2A}, C_{5s}

表在静脈の静脈弁が機能不全を起こした状態（弁不全）が下肢静脈瘤である. 筋ポンプ作用は主に下腿のヒラメ筋が収縮・弛緩してポンプのように血液を心臓へ還流する作用で，加齢や運動不足によって筋ポンプ作用は低下する. 意外と見落とされがちなのが重力で，重力がなければ静脈弁が弁不全を起こしても血液の逆流は起こらず，静脈還流への影響が最も大きいのは下肢の位置である.

2．静脈高血圧

CVI におけるむくみは静脈高血圧による血管内成分の漏出によって起こる. 静脈高血圧は動脈の高血圧のように静脈圧が常時高い状態だと誤解されていることが多い. しかし，静脈高血圧は運動時の静脈圧低下が減弱あるいは消失している状態であり，安静時や臥位での静脈圧は CVI と健常人はほぼ同じである（図 1）[2].

3．慢性静脈不全症と CEAP 分類

CVI では，静脈の逆流，閉塞，あるいは両者が混在した還流障害による静脈高血圧によって，足のむくみ・だるさ・重さ・痛みなどの自覚症状を呈する. 重症化すると色素沈着，湿疹や潰瘍などのうっ滞性皮膚炎を合併する. CVI の分類に世界中で最も広く用いられているのが CEAP 分類であり，1994 年に癌の TNM 分類にならって作成され，臨床分類（C），病因分類（E），解剖学的分類（A），病態生理分類（P）から構成されている. 一般的には臨床分類である C_1〜C_6 のみが使用され，C_3 がむくみとなっている（表 1）[1].

代表的な静脈疾患

1．下肢静脈瘤

下肢静脈瘤とは立位で下肢の表在静脈が 3 mm 以上に拡張したものである[1]. 我が国では，径が細いタイプのくもの巣状，網目状静脈瘤なども下肢静脈瘤に含まれるが，これらの静脈瘤はむくみの原因とはならない. 下肢静脈瘤の原因は静脈弁の弁不全であり，弁不全を伴わない静脈拡張は下肢静脈瘤とは呼ばない. むくみの原因となるのは大伏在静脈，小伏在静脈等の伏在静脈に弁不全を起こした伏在型静脈瘤である（図 2-a）. 下肢静脈瘤は遺伝性があり，妊娠・出産，長時間の立ち仕事，加齢や肥満が増悪因子となり，成因によって

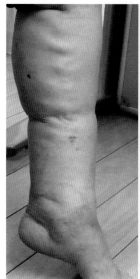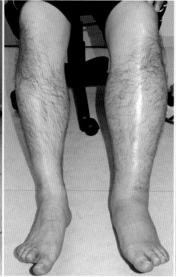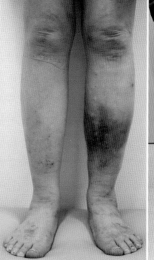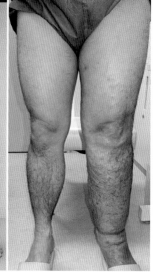

a|b|c|d

図 2. 慢性静脈不全症

a：伏在型静脈瘤：74 歳，女性．エコー検査で左大伏在静脈に弁不全を認める．
b：深部静脈血栓症：45 歳，男性．1 か月前より左下腿のむくみ，エコー検査で大腿～膝窩静脈に血栓を認める．
c：静脈血栓後遺症：42 歳，女性．23 歳時に左下肢 DVT の既往，左下腿のむくみ，色素沈着，脂肪皮膚硬化症を認める．
d：クリッペル・トレノネー症候群：36 歳，男性．10 代より左下肢腫脹に気付く，エコー検査で部分的弁不全を伴う多数の静脈奇形を認める．

一次性（原発性），二次性（続発性）および先天性静脈瘤に分類されるが，一般的に下肢静脈瘤とは一次性静脈瘤のことを指す．

2．深部静脈血栓症

DVT は，文字通り深部静脈に血栓が発生した状態である．発生部位によって近位型（中枢型）と遠位型（末梢型）に分類される．むくみを起こすのは腸骨～膝窩静脈に発生する近位型 DVT（図 2-b）であり，ヒラメ筋静脈血栓に代表される遠位型 DVT で強いむくみを起こすことは少ない．また，超急性期の DVT は無症状であり，血栓が発生して 1 日～数日後に血栓が静脈内に充満して血栓性静脈炎を起こすとむくみが発生する．急性期のむくみは 1～2 か月経過すると血栓の消退と側副血行の発達によって自然軽快するが，後述する静脈血栓後遺症（post-thrombotic syndrome；PTS）を発症すると再びむくみが出現する．

3．静脈血栓後遺症・2 次性静脈瘤

PTS は，DVT の血栓が退縮，器質化する際に深部静脈の弁が破壊され，深部静脈の閉塞・狭窄が残存することによって起こる CVI である．

DVT 発症後半年～数年後に静脈うっ滞症状を呈し，中枢型 DVT の約 40％で発症する[3]．重症化しやすく，早期の段階で治療を開始しないとうっ滞性潰瘍を高率に合併する（図 2-c）．DVT，PTS に合併する 2 次性静脈瘤は深部静脈の還流障害によって表在静脈の血流が増加して 2 次的に静脈が拡張したもので，動静脈瘻，妊娠や骨盤内腫瘍を原因とする場合もある．エコー検査では静脈が拡張しているにもかかわらず弁不全が存在しないか，弁不全の範囲が限局的である．拡張した表在静脈は深部静脈の側副血行路となっているため，治療の対象とはならない．

4．血管奇形

静脈の血管奇形は以前，海綿状血管腫あるいは先天性静脈瘤と呼ばれていたが，現在は静脈奇形あるいは静脈形成異常と呼ばれている．臨床上，よく遭遇するのはクリッペル・トレノネー症候群（Klippel-Trenaunay syndrome；KTS）である（図 2-d）．KTS は静脈奇形，母斑，患肢の肥大を三主徴とし，下肢外側の外側辺縁静脈と同側のポートワイン状の母斑が特徴的である．KTS に動静脈瘻

を伴うものがクリッペル・ウェーバー症候群である．鑑別が難しいため，クリッペル・トレノネー・ウェーバー症候群として難病指定されているが，本来は別個の疾患である．良性疾患であるが拡張した静脈奇形によるうっ滞症状を呈する．根治的治療はないが，最近では積極的に硬化療法や血管内焼灼術を行う場合もある．しかし，治療の目的はうっ滞症状の改善であり，患肢を細くすることではない．KTSの患肢が太いのは軟部組織の肥大であり，下肢静脈瘤の際のようなむくみではないため，治療を行っても患肢が細くなることはない．その他の血管奇形として，稀ではあるが動静脈奇形(arteriovenous malformation；AVM)によるむくみがある．AVMは悪性の血管疾患であり，患肢の切断や出血によって死亡する場合があり，AVMを疑う場合は必ず専門医に紹介しなければいけない．

診　察

1．問診のポイント

全ての科に共通するが，まず患者の話を聞くことが最も重要である．話を聞いている間は電子カルテの画面は見ずに，脚以外の全身の視診も同時に行う．問診は，症状だけではなく受診の目的，発症時期，症状の部位，程度，発生する状況・時間帯，職業，生活習慣，既往歴の聴取を行う．静脈性のむくみは午後から夕方に増悪し，就寝中には軽快する．朝起床時の脚のむくみ，手や顔のむくみの有無は重要な情報である．職業は静脈性のむくみの発生・増悪因子であるため，職業の名称だけでなく，具体的にどのような業務に週何回，何時間程度従事しているのか，休みを取りにくい自営業かどうかを聴取する．予後に大きく関係するため，定年あるいは引退まで何年程度かも聞いておくとよい．

2．視診・触診

必ず検査着等に着替えさせて，立位で視診・触診によってむくみの有無，範囲を確認する．むくみの診断は他の疾患と同様に下腿遠位側の圧痕性浮腫で診断する．この際，一番むくむ時と比べてどの程度むくんでいるかを必ず確認する．通常，

診察の際は午前中に仕事を休んで来院しており，むくみは普段よりも軽いことが多い．次に，脚の周径をメジャーで計測する．患者がむくみに左右差があると訴えても，実際に計測すると左右差がなかったり，訴えたのと反対側の脚がむくんでいる場合もある．むくみの範囲のポイントは足背のむくみの有無で，静脈性むくみは日中，靴を履いている時にむくむため，足背にむくみがあることは少ない．足背に著明なむくみを認める場合は，腎不全，肝不全，貧血などの全身性の要因，何らかの炎症による腫脹あるいはリンパ浮腫を疑う．また，膝より上の大腿部に及ぶ高度の浮腫を認める場合も全身性の要因あるいはリンパ浮腫を疑う．皮膚炎を認める場合は患部の触診を行い熱感や皮下脂肪織の硬化の有無を確認する．

診　断

現在，静脈疾患の診断のゴールドスタンダードはエコー検査であり，補助的にCT検査，血液検査が行われる．Trendelenburg検査のような古典的な理学検査や静脈撮影は最近ではほとんど行われなくなっている．

1．静脈エコー検査

A．検査の実際

静脈エコー検査は立位で行うが，必ず転倒防止策を講じておく．高齢者や緊張の強い患者では座位で行う．検査は①DVTのスクリーニング，②伏在静脈(大伏在静脈，小伏在静脈)の同定，③伏在静脈の性状の検索，④他疾患との鑑別診断の順番に行う．中枢型のDVTが存在すると，弁不全の診断のためのミルキング操作によって肺血栓塞栓症を誘発する危険があるため，DVTのスクリーニングをまず初めに行う(図3)．伏在静脈の性状は，伏在静脈の弁不全の有無(図4)および範囲，静脈の走行や太さ，形態を検索する．伏在静脈に弁不全が存在してもその範囲が部分的で深部静脈接合部まで及ばない場合は無症状の場合が多く，治療の必要性は少ない．静脈疾患以外にもベーカー嚢腫(図5)や筋膜下血腫などの整形外科疾患の診断も行い，必要に応じて腹部を検索して悪性腫瘍，腹水，子宮筋腫，卵巣嚢腫，下大静脈〜腸

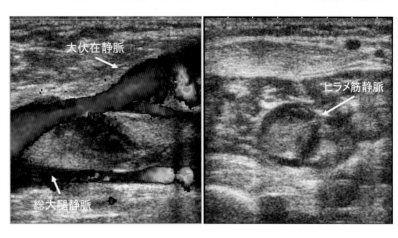

図 3.
深部静脈血栓症のエコー所見
　　a：近位型深部静脈血栓症
　　　　大腿静脈～総大腿静脈内に先端が
　　　　浮遊する血栓とその周囲にカラー
　　　　ドプラ法で血流を認める.
　　b：遠位型深部静脈血栓症
　　　　下腿のヒラメ筋静脈内にやや高輝
　　　　度の血栓を認める.

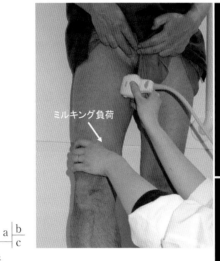

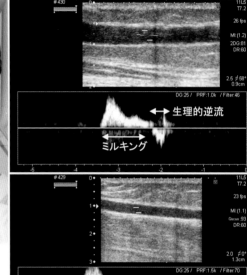

図 4. 静脈弁不全の診断
　　a：ミルキング負荷：パルスドプラ法による弁不全の診断のた
　　　　めに伏在静脈の遠位部を用手的に圧迫と開放を行って（ミル
　　　　キング負荷）血流を誘発する.
　　b：正常例：ミルキング負荷による順行性血流後に生理的逆流
　　　　（0.5秒以下）を認める.
　　c：弁不全例：ミルキング負荷による順行性血流後に逆流（0.5
　　　　秒を超える）を認める.

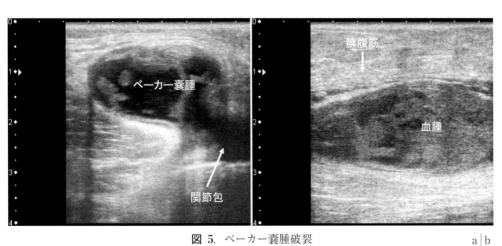

図 5. ベーカー嚢腫破裂
　　a：ベーカー嚢腫：膝窩部に関節包につながる 16×30 mm のベーカー嚢腫を認める.
　　b：腓腹筋内血腫：ベーカー嚢腫に連続して腓腹筋内に血腫を認め，ベーカー嚢腫破
　　　　裂によるむくみと診断された.

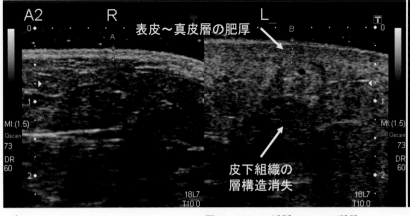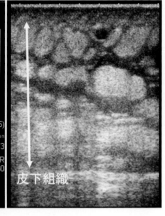

図 6. リンパ浮腫のエコー所見

a：軽度のリンパ浮腫：健側（R）に比べリンパ浮腫側（L）では表皮〜真皮層の
肥厚とエコー輝度の低下，皮下組織の層構造の消失を認める．

b：高度のリンパ浮腫：皮下組織に液体が貯留し，敷石状所見を呈する．

a | b

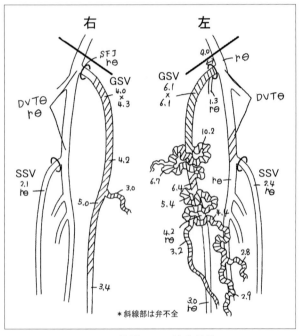

図 7. 静脈エコー検査所見

両側の GSV に弁不全を認め，伏在型静脈瘤と診断され
るが，右 GSV は弁不全の範囲が部分的であり外科治療
の適応はない．
GSV：大伏在静脈，SSV：小伏在静脈，SFJ：伏在大腿
静脈接合部，DVT：深部静脈血栓症，図中の数字は静
脈径（mm）

骨静脈閉塞の有無等も検索する．むくみの診断の
ために皮下脂肪織の敷石状所見や軽度のリンパ浮
腫の所見である真皮層の肥厚等の検索も行う（図
6）．

B．患者，医師とのコミュニケーション

　静脈エコー検査では，検査者と患者のコミュニ
ケーションが重要である．検査は患者と受診の目
的や主訴，既往歴等の問診等の会話をしながら検
査を行う．これによって患者をリラックスさせて
慣れない立位での検査による迷走神経反射を防い
で，効率的で正確な検査が安全に行える．また，
多くの病院では検査技師が静脈エコーを行ってい
るが，検査技師と医師のコミュニケーションも重
要である．検査中に診断に迷う場合，検査技師は
医師を呼び，その場でエコー所見を検討しなけれ
ばいけない．逆に，提出されたエコー所見に疑問
がある場合，医師は検査技師に診断の根拠を確認
し，必要な場合は再度エコー検査を行う．

C．具体的な検査所見

　むくみの適切な診断をするためには，単に弁不
全の有無や逆流時間の記録だけでは不十分であ
る．静脈エコーの所見はできるだけ具体的に静脈
の走行をシェーマで記載し，弁不全は斜線や色で
表現する（図7）．具体的な所見を記載するために
は，検査者が下肢の解剖と静脈疾患の病態を十分
に理解していなければならない．

D．CT 検査

　最近では 3D-CT 検査で拡張・蛇行した表在静
脈を描出することができる．下肢静脈瘤の全体像
をつかむのには優れているが，血行動態，すなわ
ち弁不全の有無を診断できないため，あくまでも

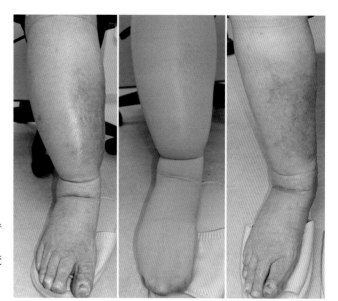

a | b | c

図 8.
高度のむくみに対する圧迫療法
高度のむくみ(a)の場合，弾性ストッキングで
は十分な圧迫ができない(b)，弾性包帯でむく
みを軽減してから(c)弾性ストッキングに変更する．

エコー検査の補助的な役割となる．下大静脈～腸骨静脈の DVT や静脈閉塞の診断にはエコー検査より有用であるが，末梢型 DVT や陳旧性血栓の診断に関してはエコー検査の方が優れている．

E．血液検査

むくみの原因検索のために貧血の有無，甲状腺機能，腎機能，脳性ナトリウム利尿ペプチド（brain natriuretic peptide；BNP）等を測定する．DVT の診断のために D-dimer が測定されることがあるが，末梢型 DVT に対するエコー検査の診断精度が高くなった現在，補助的な役割しかない．

治 療

CVI によるむくみを放置しても生命予後には関係がない．むくみの治療を行う際には，"むくみを治療しなければならないわけではない"ということを常に念頭に置かなければいけない．しかし，むくみは不快な症状であり QOL を低下させるため，可能な範囲で治療は行った方がよい．むくみの治療を行う際は，患者自身がどの程度の治療を望んでいるのかを考えながら，患者のライフスタイルに合わせて様々な方法を組み合わせて治療を行う．

1．保存的治療

生活習慣の改善，セルフケアおよび圧迫療法がむくみの治療の基本となる．生活習慣に関しては長時間の立ち仕事，趣味やテレビ視聴のために椅子に長時間座る習慣を改め，運動不足，肥満などを解消するように指導を行う．適度な運動やマッサージの指導も効果的である．圧迫療法は軽度～中等度の場合は弾性ストッキングを着用させる．むくみの程度が軽ければ必ずしも医療用である必要はなく，弱圧の市販品の方が適している場合もある．患者自身の所有する弾性ストッキングを使用する場合は，必ず現物を持参させサイズや圧が適切かどうかをチェックする．稀に入院時のDVT 予防用ストッキングを使用している場合があるが，DVT 予防用ストッキングは臥位の患者用であり十分な効果は得られない．むくみが高度の場合はいきなり弾性ストッキングを履くことは難しいため，まず弾性包帯である程度むくみを軽減させてから，弾性ストッキングに変更する(図8)．よりむくみが高度な場合は，夜間も弾性包帯を使用するように指導する．弾性ストッキングは着脱が難しく，弾性包帯も慣れるまではゆるみやすいため，必ず次回受診時にきちんと圧迫ができているかどうかをチェックする．患者自身で着脱が難しい場合は，着脱器具を使用したり，同居する家族にも指導をして手伝ってもらうようにする．圧迫療法の指導，問題解決，アドヒアランスの向上のために日本静脈学会では平成 14 年に弾性ストッキングコンダクターの資格を制定している[4]．

2．外科治療

むくみを有する伏在型静脈瘤は外科治療の対象

となる．従来，伏在型静脈瘤に対する標準術式はストリッピング手術や高位結紮術であったが，現在では血管内焼灼術(endovenous thermal ablation；ETA)が標準術式となっている．ETA には血管内レーザー焼灼術(endovenous laser ablation；EVLA)と高周波電流による高周波焼灼術(radiofreqency ablation；RFA)があり，EVLA は2011 年に，RFA は 2014 年に保険適用となっている．これに対応して日本静脈学会，日本血管外科学会，日本形成外科学会など 6 学会共同で下肢静脈瘤に対する血管内治療実施管理委員会が設置され[5]，実施医，指導医，実施施設が認定されている．さらに，静脈学会からは「下肢静脈瘤に対する血管内焼灼術のガイドライン 2019」[6]が発表されている．2019 年には熱焼灼および TLA 麻酔を用いない non-thermal non-tumescent(NTNT)治療であるシアノアクリレート系接着剤による血管内治療(VenaSeal クロージャーシステム，Medtronic, Minneapolis, USA)が我が国で保険認可されている．下肢静脈瘤は治療が低侵襲化しており，適応がある場合は積極的に治療を行うべきである．しかし，最近では下肢静脈瘤を有しないむくみ患者に対して ETA を行う不適切治療が横行しており[7]，治療に際しては高い倫理性をもって正しい適応で治療を行うべきである．

おわりに

むくみを取り扱う診療科が少ない現在，血管外科外来では血管疾患以外によるむくみもできる限り診断を行い，治療を行ったり適切な診療科へ紹介し，病的ではないむくみで不安を抱いている患者に対しては，検査結果を含めた詳細な説明と生活指導を行っている．もちろん形成外科でも同様にむくみを診療するべきであり，単にリンパ浮腫かどうか，リンパ管静脈吻合の適応かどうかを診断するだけでは，多くのむくみの患者は救われない．また，近年，複数の形成外科でリンパ管静脈吻合を繰り返されている，いわゆる"ドクターショッピング?"とも言えるリンパ浮腫の患者が急増しており，下肢静脈瘤における不適切医療と同様な状況になっているのではないかと筆者は危惧している．

参考文献

1) Eklöf, B., et al. : Revision of the CEAP classification for chronic venous disorders : Consensus statement. J Vasc Surg. 40 : 1248-1252, 2004.
2) 広川雅之：1. 静脈瘤．臨床脈管学．日本脈管学会編．63-65，日本医学出版，2017.
3) 伊藤正明ほか：肺血栓塞栓症および深部静脈血栓症の診断，治療，予防に関するガイドライン(2017 年改訂版)．一般社団法人日本循環器学会．[https://js-phlebology.jp/wp/wp-content/uploads/2019/03/JCS2017_ito_h.pdf](2020.5.18 参照)
4) 弾性ストッキングコンダクター養成委員会．日本静脈学会．[https://js-phlebology.jp/wp/?page_id＝455](2020.5.18 参照)
5) 下肢静脈瘤血管内治療実施管理委員会．[http://www.jevlt.org/ja/application/](2020.5.18 参照)
6) 広川雅之ほか：下肢静脈瘤に対する血管内焼灼術のガイドライン 2019．静脈学．30(Suppl)：i-81，2019.
7) 孟　真ほか：「下肢静脈瘤に対する血管内焼灼術のガイドライン 2019」不適切治療症例に関する追補．静脈学．31：39-43，2020.

PEPARS No.164：9-16, 2020

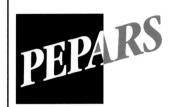

◆特集／むくみ診療の ONE TEAM─静脈？リンパ？肥満？─

最新のリンパ解剖学の進歩と臨床への応用

須網　博夫*

Key Words：リンパ浮腫(lymphedema)，インドシアニングリーン蛍光リンパ管造影(indocyanine green fluorescence lymphography)，ダーマルバックフロー(dermal backflow)，リンパ管再生(lymphangiogenesis)，穿通リンパ管(perforating lymphatic vessel)

Abstract　　　リンパ液の環流障害が原因で起こるむくみであるリンパ浮腫に関して，最新の解剖学的知見およびその臨床応用を紹介する．正常リンパ解剖の知識は，リンパ浮腫で起こる変化を判別する上で重要である．解剖学的側面からみると，浅集合リンパ管の数の減少もしくは消失がリンパ浮腫の病因であると考えられる．さらにリンパ浮腫で起こる代償的な解剖変化には，ダーマルバックフロー，リンパ管新生，穿通リンパ管の関与などがあり，正常解剖とは全く異なった構造を通して，リンパの流れが維持されていることを理解する必要がある．

　　以上の理解から得られる臨床応用としては，残存する集合リンパ管の状態を画像検査で確認することでリンパ浮腫の重症度の診断尺度として用いることができる．また，ドレナージ部位を確認することで，患者個々人の状態に合わせた保存的治療を施術できる可能性がある．

はじめに

　むくみは，医学用語では浮腫(edema)と表現され，その成因により静脈性とリンパ性の2種類もしくはその混在する病態が存在する．一般にリンパ性浮腫は，その病歴によりリンパの発生段階による異常によって生じる先天性(一次性，原発性)リンパ浮腫，がん治療や外傷後のリンパ管機能不全による二次性リンパ浮腫，長期臥床や車椅子使用など筋ポンプ不全による廃用性リンパ浮腫，さらに過度の肥満によりリンパ液の生成と排出のバランスが崩れる肥満性リンパ浮腫などに分けられる．しかし，それらを網羅して簡便に判断し得る検査や診断規準は現時点では存在せず，明確に映

る分類も，実際は医療従事者の臨床経験に依存している部分が多いのが実情である．患者からの病歴の聴取と，身体所見は病態を整理するのに必要不可欠な情報を提供してくれるが，病因の判別が容易につかない場合も多い．関連する病歴が存在せずに一次性リンパ浮腫と診断された患者の中には，患者本人は無自覚であっても，本来は二次性と診断されるべき疾患が混じっている場合も実際は多々ある．より臨床に準拠する診断基準の策定が望まれる．

　むくみは，局所の組織水分量が正常範囲を超えて貯留している状態であり，組織液の生成量が排出量を上回ることにより生じる．したがって，想定されるシナリオとしては，①生成量が増えて排出量を上回る，②生成量が通常範囲であっても，排出量が減少する，③生成量が増えかつ排出量も減少する，の3パターンが考えられる．①はうっ血性心不全や静脈還流不全などで起こり，②はリンパ

---

* Hiroo SUAMI，マッコリー大学臨床医学リンパ浮腫ユニット，准教授

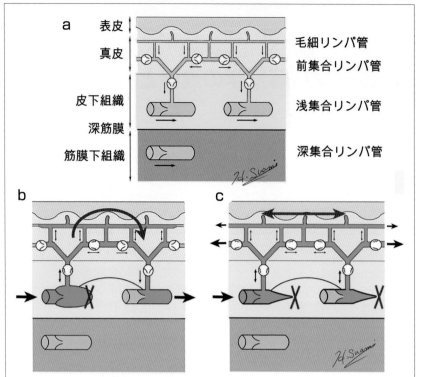

図 1.
a：リンパ系の正常解剖
b：早期のリンパ浮腫では，ダーマルバックフローは，閉塞している集合リンパ管と開存している集合リンパ管とを橋渡しする役割を担う．
c：進行したリンパ浮腫では，浅集合リンパ管は消失し，ダーマルバックフローがリンパ液の通路となる．
(Published with kind permission of © Hiroo Suami 2020)

管の機能不全，③ はそれらが混在する状態である．

静脈性のむくみは，静脈瘤の存在，皮膚の色素沈着や潰瘍形成などの随伴症状で判別がつく場合も多い．詳細の記述は，血管内科・外科の先生に委ねるとして，本稿では，私が専門とするリンパ性浮腫に関して，解剖学的観点からの最新の知見を紹介させていただく．

リンパ解剖

リンパ浮腫で生じるむくみを理解するには，正常のリンパ解剖を知ることがその第一歩である．なぜなら，正常解剖を基準におくことで，リンパ浮腫においてどのような解剖変化が生じているのかを判別できるからである．ただし，肉眼での解剖研究が困難であるがゆえか，現在の解剖学教本においては臨床の補助となるほどリンパ系の詳細について記載されていない．一方，過去15年に亘って培われてきたインドシアニングリーン色素を使った近赤外線リンパ蛍光観察法は，臨床を含めたリンパ解剖研究に革新的な情報をもたらしてきた．蛍光観察に用いられる色素は，血管造影とは異なり，少量が皮内もしくは皮下組織に盲目的に注射される．しかし，同色素は選択的にリンパ系のみに取り込まれる．このことより，リンパ管に色素や蛋白などの比較的大きな粒子を末梢の局所より体の中枢に運ぶ役割があることがわかる．

リンパ系は，表皮直下で盲端の管として始まり，真皮内に密なネットワークを形成する．毛細血管も同様に真皮内に分布するが，毛細リンパ管とは交通を持たない．毛細リンパ管は，弁構造を持つ前集合リンパ管に真皮内でつながり，さらに前集合リンパ管は皮膚から垂直方向に深部へ延びて，皮下脂肪内を皮膚と平行に走る浅集合リンパ管につながる．リンパ管の弁は，リンパの流れを一方向に制御する役割を担い，皮膚から皮下の集合リンパ管へ，つまり浅い層より深い層へ，集合リンパ管においては，末梢より中枢方向への流れを制御している（図 1-a）[1]．

浅リンパ系とは別に，深リンパ系は筋肉より深い層に位置する．深リンパ系の特徴は，血管系に伴行することであり，通常，動脈近傍に存在する．静脈系にみられる浅層と深層の直接的な接続は，中枢に位置する腋窩や鼠径リンパ節といった所属リンパ節に至るまで，ほぼみられない．リンパ管

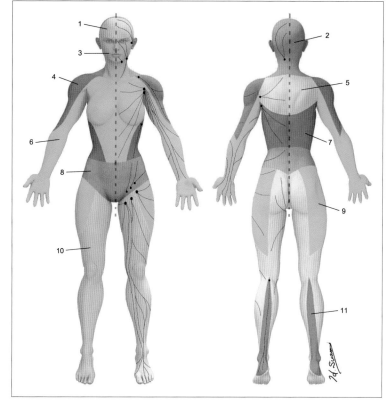

図 2. リンフォゾーム
皮膚リンパ領域は，リンパ節のグループによって境界される．
1．側頭　　　　2．後頭　　　　3．下顎　　　4．鎖骨下
5．傍肩甲骨　　6．外側腋窩　　7．胸筋　　　8．上鼠径
9．外側鼠径　　10．下鼠径　　　11．膝窩
（Published with kind permission of © Hiroo Suami 2020）

は浅層に多く存在し，この分布はリンパ系の役割の1つが免疫担当であり，皮膚や管腔組織等の外界に接する自由面に密に存在し，生体を防御するためと考えられる．リンパ浮腫でリンパ液貯留，脂肪増生，線維化といった組織変化がみられるのは筋層より上の浅層が主であり，リンパ管の分布密度との関連性がある．

　血管はネットワークを形成して，血液を体の隅々にまで循環させるが，リンパ管は末梢で生成されたリンパ液を体の中枢に向かって運ぶ一方向の流れである．浅リンパ集合管は，体の末梢もしくは正中線近傍より起こり，リンパ節に向かって走行する．リンパ集合管とリンパ節との解剖学的な相互関係を考慮することで，体表の皮膚をリンパ領域に分けることが可能である．私はこのリン

パ領域をリンフォゾーム（lymphosome）と命名した（図2）[2]．リンフォゾームは，リンパの流れる方向およびリンパ節との関係を考える際，一般的な正常解剖の知識を提供する．

　腋窩リンパ節および鼠径リンパ節は，乳がんやメラノーマを含む皮膚悪性腫瘍に対する郭清手術の標的である．センチネル・リンパ節生検は，がん進行ステージを把握する上で，標準術式として定着している．ただし低侵襲と考えられる本手技においても，発生頻度は根治的郭清よりも格段に低くなるものの，リンパ浮腫の発生が報告されている．このことは，正常解剖における浅リンパ集合管とリンパ節との位置関係が関わっていると考えられる．腋窩，鼠径ともにリンパ節は複数個が群を形成するが，上肢・下肢の浅リンパ集合管が

最初に到達するリンパ節の数は非常に限られており，上肢で1〜2個，下肢で2〜3個にすぎない[1][2]．また，上肢のこれらのリンパ節は，乳がんで同定されるセンチネル・リンパ節と同一であるか，もしくはその近傍に位置している．これらの解剖学的な理由で，仮に生検されたリンパ節の個数が1〜2個であったとしても，上肢・下肢ドレナージの要となるリンパ節が含まれている場合には，リンパ浮腫が発症し得ると考えられる．特に，リンフォーマの診断のためのリンパ節生検や，原因不明のリンパ節腫脹の精査のために腋窩もしくは鼠径リンパ節の外科的生検が必要とされる場合，リンパ浮腫発生といった予期せぬ重篤な合併症に対する留意が必要である．したがって，標的とされるリンパ節が腋窩外側や鼠径三角下部に位置し，上肢・下肢の要となるリンパ節の可能性がある場合には，リンパ節全摘を選択するのではなく，切除生検や針生検が推奨される．仮に，要となるリンパ節が切除された場合であっても，幸い全例でリンパ浮腫が発生しないのは，後述のようなリンパ経路の修復が生じるためと考えられる．

リンパ浮腫における解剖変化

　リンパ液の生成と排出のバランスが崩れ，リンパ管機能が低下し環流不全に陥った状態がリンパ浮腫である．先天性のリンパ浮腫は，Milroy 症候群のように遺伝子変化により家族性にリンパ浮腫がみられる疾患の他，Turner 症候群のようにリンパ低形成による浮腫が随伴症状である場合など，多岐にわたる．また，リンパ管の解剖学的な異常所見も，リンパ管の形成異常，リンパ管の弁の形成不全（Lymphoedema Distichiasis），リンパおよび静脈系の形成異常（Klippel-Trenaunay syndrome）と様々である．これらの発生・分化過程での異常により生じる先天性リンパ浮腫とは別に，明らかな外傷や感染，がん治療といった病歴を端緒に後天的に生じるリンパ管機能不全が，二次性リンパ浮腫である．

　このようにリンパ系の異常に基づくむくみの病因分類は，疾患も多岐に亘り非常に診断が難しく感じられるとともに，先天性の症候群は患者の絶対数が二次性リンパ浮腫の患者と比べて究めて少ないため，患者を診る機会は小児病院など専門病院に限られることが多い．しかし，解剖学的な側面からリンパ浮腫をみると，弁不全を除くいかなる病態も，罹患部位の浅リンパ集合管の数の減少もしくは消失が，その本質であると単純化される．

　リンパ浮腫に起こる解剖変化を理解するのは，正常解剖の知識のみでは不可能で，リンパ集合管が減少した際に起こり得るリンパ系変化についても理解する必要がある．従来，患者への説明として一般的に使われていた，「リンパの流れが閉塞したために，患肢のむくみが生じている」という文言は局所変化の説明としては許容範囲であるが，患肢全体のリンパの流れを表現する説明としては誤りである．組織からリンパ液が生成されるのは正常状態でもリンパ浮腫においても起こり，リンパの流れがリンパ浮腫で途絶することはない．そのため，患肢にむくみが生じているのは，「リンパの流れが制限されているために，リンパ液がうっ滞する状態が生じている」，と説明するのが適切である．

　リンパ浮腫で生じる解剖変化について，それぞれを項目別に説明する．

1．ダーマルバックフロー（dermal backflow）

　1970〜80 年代にかけて，Kinmonth の開発したリンパ管造影が，臨床における画像診断として普及していた．色素で同定した手背や足背の浅集合リンパ管に直接カニュレーションを行い，造影剤をシリンジポンプでゆっくりと圧をかけて注入する手技である[3]．リンパ浮腫の患肢において，末梢より注入された造影剤が，リンパ集合管より皮内の前集合管や毛細リンパ管へ逆流する現象（ダーマルバックフロー）が見られた．この画像所見は，後にリンパ系の画像診断であるリンパシンチグラフィーやインドシアニングリーン蛍光リンパ管造影にも踏襲され，リンパ浮腫を診断する際の特異的な所見とされている．

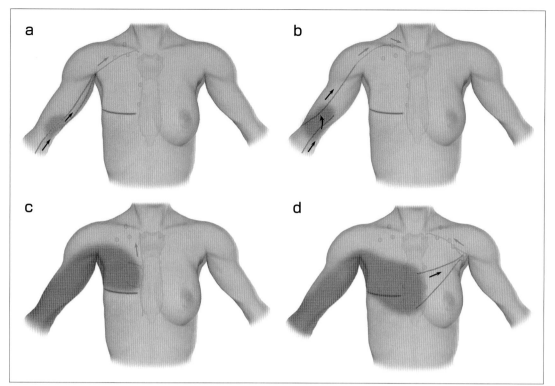

図 3. 上肢リンパ浮腫のリンパドレナージ経路の模式図
a:同側腋窩,　b:鎖骨,　c:傍胸骨,　d:反対側腋窩領域

(参考文献 4 より許諾を受けて転載)

　ダーマルバックフローは,浅集合リンパ管が閉塞した際に起こる,側副リンパ路の形成の役割を担っていると考えられる.蛍光リンパ管造影より得られた知見としては,早期のリンパ浮腫では,集合リンパ管の閉塞が数本にとどまり,近隣に開存している集合リンパ管が存在する場合が多い.ダーマルバックフローは,閉塞している集合リンパ管と開存している集合リンパ管とを橋渡しする役割を担う(図1-b)[1].一方,進行したリンパ浮腫では,浅集合リンパ管は消失し,真皮内リンパ管が,唯一のリンパ液の通り道となっている(図1-c).

　ダーマルバックフローは,リンパ浮腫患者が違和感を覚える身体部位に一致するため,ともすれば,ネガティブな印象を与えかねない.しかし,解剖学的側面からのダーマルバックフローは,側副リンパ路を形成するための身体の代償反応と考えられ,ポジティブな変化である.ダーマルバックフローの持つ肯定的な意味を,患者に説明・共有する必要がある.

　先のリンフォゾームと合わせて考えると,ある一部のリンパ領域の集合リンパ管がリンパ節郭清などの影響で閉塞した際,そのリンフォゾームに一致してダーマルバックフローが生じる.近接するリンフォゾームもしくはさらに離れたリンフォゾームのリンパ管が機能している場合,ダーマルバックフローはリンパ領域の境界を越えて近隣のリンフォゾームに達することを可能にし,リンパの流れを維持するのに貢献する.例えば,片側の上肢リンパ浮腫からダーマルバックフローが前胸部の正中線へと広がることにより,反対側前胸部の正常な集合リンパ管に接続し,最終的に反対側の腋窩リンパ節へと流れる側副リンパ路を形成する様を,蛍光リンパ管造影を使って確認することが可能である(図3-d)[4].

　このようにダーマルバックフローの存在は,リンパ浮腫の画像診断に不可欠な特異的なサインであるとともに,機能面での代償解剖変化として理解することが重要である.

2．リンパ管再生

　リンパ管は，非常に再生能が高い組織である．従来は，手術創や放射線照射によって，リンパ管は分断・途絶すると考えられていた．しかし，蛍光リンパ管造影の所見からは，手術による切断や放射線照射の影響は限定的であり，ほとんどの場合，リンパの流れへの影響は無視できる．また，動物実験による知見からは，途絶したリンパ管から再生したリンパ管が残存するリンパ節に向けて接続する現象がみられた．

　報告によれば，乳がん患者全体の約20%に上肢リンパ浮腫が生じる[5]．腋窩郭清と放射線照射のコンビネーションが，そのリスクを高めることにはコンセンサスが得られているが，何故，同じ術者による手術と同じ照射範囲で治療が行われても，リンパ浮腫を発症する患者と発症しない患者が居るのかについて明確な理由は不明である．一方，腋窩郭清を施行された患者を対象にした，リンパシンチグラフィーの報告では，患肢に投与されたトレーサーの残存腋窩リンパ節への集積が報告されている[6]．さらに，我々の報告では，乳がん関連リンパ浮腫患者の3人に2人は，リンパが腋窩郭清を受けた側の腋窩に流れるのが確認された(図3-a)[4]．

　これらの知見を基に考察すると，癌術後のリンパ浮腫の発症の有無は，再生されるリンパ管の状態に因るのではないかと推察される．乳がん関連リンパ浮腫患者で，リンパの流れが同側の腋窩に向かう場合でも，リンパ浮腫が発症するのは，再生されたリンパ管の機能が正常の集合リンパ管よりも劣っているためと考えられる．そのため，リンパのうっ滞が起こる閾値を機能が下回る場合には，排出路自体は変化がなく側副リンパ路が見られなくとも，リンパ浮腫が発症することになる．

3．穿通リンパ管の関与

　穿通リンパ管とは，深リンパ管の分枝であり，深層より浅層に穿通血管束に伴行する集合リンパ管である．例として，内胸動脈穿通枝に伴行し，内胸リンパ節に接続する穿通リンパ管が，乳がんの転移を考慮する上で重要である．

　正常解剖において，浅リンパ系と穿通リンパ管の直接的な接続は確認されていない．しかし，障害が生じ浅集合リンパ管の数が減少するリンパ浮腫においては，穿通リンパ管は別の役割を担う．例えば，乳がん術後リンパ浮腫においては，蛍光リンパ管造影で上肢からのダーマルバックフローが，前胸部の胸骨傍にまで及ぶ場合がある．この際には，前胸部まで延びたダーマルバックフローが，内胸動脈に伴行する穿通リンパ路に沿って，深リンパ系である内胸集合リンパ管に接続したものと考えられる(図3-c)[4)7]．

　以上に見られるような様々な変化によって，リンパ浮腫を生じた場合のリンパ管解剖はリンフォゾームに代表される正常状態とはもはや大きく異なっていることを理解する必要がある．身体はあらゆるオプションを講じてリンパの流れを維持しようとしていると考えれば，この変化も理解しやすい．

リンパ浮腫治療への解剖知見の応用

　今まで述べた知見により得られる臨床への応用には，次のような事例が挙げられる．

　診断面での応用としては，蛍光リンパ管造影を行うことで，浅集合リンパ管の性状に関する情報は，かなりの部分取得可能である．リンパ浮腫の主たる病態が浅集合リンパ管の数の減少であるため，残存する集合リンパ管の状態とリンパ浮腫の重症度が相関すると考えるのは自然な流れである．この考えを基にして，私はMDアンダーソンがんセンター・リンパ浮腫重症度スケールを開発した(図4)[8]．

　用手的リンパドレナージ法の論理基盤は，リンパのうっ滞している身体部位より，健常部位へ用手的に組織液の移動を行うというものである．用手的リンパドレナージは，1950年代にVodderによって提唱され，その後，いくつかのスタイルへと分化している．具体的な手技の違いはあるが，

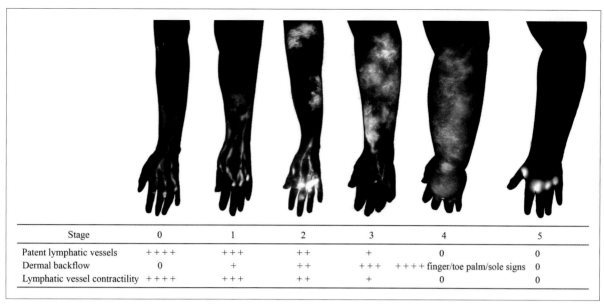

Stage	0	1	2	3	4	5
Patent lymphatic vessels	++++	+++	++	+	0	0
Dermal backflow	0	+	++	+++	++++ finger/toe palm/sole signs	0
Lymphatic vessel contractility	++++	+++	++	+	0	0

図 4. MD アンダーソンがんセンター・リンパ浮腫重症度スケール
ステージ 0 は，正常．ステージが増すにつれて，リンパ浮腫の重症度が増す．ステージ 5 では，色素の移動がみられない．

（参考文献 8 より許諾を受けて転載）

本質的な論理は変わっていない[9]．解剖学知識の治療面の応用としては，今までのリンパドレナージにより，施術者がリンパを恣意的に動かすという考えとは異なり，リンパ浮腫においては，すでに身体の反応として新たなリンパ側副路が形成されているため，それに沿って個々人の解剖変化に対応した施術をすべきということである．蛍光リンパ管造影は，ドレナージの経路の特定を可能にした．例えば先に述べたように，乳がん関連リンパ浮腫患者の 3 人に 2 人のリンパ排出経路は，術前と同じ同側腋窩であり，したがってステレオタイプにすべての患者に手術を受けた腋窩への排導を避けて反対側腋窩へもしくは鼠径部へのリンパドレナージを行うことは妥当と思えない．リンパ浮腫の保存治療に関して，画像診断の補助を交えることで，より効率的かつ実証的な治療法の開発へと移行できる可能性が高い．

まとめ

最新のリンパ解剖の知見の説明と，予期される臨床面での応用について紹介した．様々な外科治療法の開発が転機となり，リンパによるむくみも従来の不治という概念から，予防的な保存療法の導入，外科・保存療法の改良という視点での取り組みがなされている．依然として，リンパ浮腫の病態に関しては，明らかになっていないことも多いが，リンパ浮腫においては解剖学的な変化，組織の性状変化の発生機序の理解が主な課題であり，解剖学的な理解が深まることで，今後，一層新たなより良い治療戦略が練られることが期待される．

後 記

この度は，編集の先生方に寄稿する機会を与えていただき，たいへん感謝します．私事ですが，海外で働くようになり 20 年が経過しました．ネット環境の普及や図書館の国際ネットワークのデジタル進化により，海外文献や情報は日本国内においても入手し易くなっていることと思います．本邦におけるリンパ系の解剖研究は，足立文太郎，木原卓三郎，忽那将愛など，先人たる諸先生方やその門下の先生方の尽力により，数多くの詳細な知見が得られてきました．ただし，邦文による報告のみならず，幅広く海外のオリジナル文献へ視野を広げることにより，過去から現在に亘るリンパ学の全体像を把握することが可能になります．

外科術式に関しても，単に理論的に整合性がある
という理由だけでは不十分であり，健康保険範囲
や医療体制の異なる諸外国それぞれの実態を把握
することを通じて，より多くの患者さんを治療し
得る定型手技を開発できるのだと思います．その
ためには，国際的視野を持つことが必要とされ，
リンパ浮腫治療に限らず，若い先生方には，それ
ぞれの専門分野の習熟のために，積極的に海外に
出る機会を持たれることを推奨する次第です．

参考文献

1) Suami, H., Kato, S.：Anatomy of the lymphatic system and its structural disorders in lymphoedema. Lee, B.B., Rockson, S.G., Bergan, J., eds. Lymphedema. 2nd ed. 57-78. Springer International Publishing AG, Cham, 2018.
Summary　リンパ浮腫のテキスト本に寄稿した，リンパ解剖まとめた章．

2) Suami, H., Scaglioni, M. F.：Anatomy of the lymphatic system and the lymphosome concept with reference to lymphedema. Semin Plast Surg. 32：5-11, 2018.
Summary　リンフォゾームを紹介した文献．

3) Kinmonth, J. B.：Lymphangiography in man；a method of outlining lymphatic trunks at operation. Clin Sci. 11：13-20, 1952.
Summary　リンパ管造影手技の最初の報告．

4) Suami, H., et al.：Patterns of lymphatic drainage after axillary node dissection impact arm lymphoedema severity：A review of animal and clinical imaging studies. Surg Oncol. 27：743-750, 2018.
Summary　乳がん関連リンパ浮腫に起こり得る解剖変化について，動物実験結果や過去の臨床報告を考察．

5) DiSipio, T., et al.：Incidence of unilateral arm lymphoedema after breast cancer：a systematic review and meta-analysis. Lancet Oncol. 14：500-515, 2013.
Summary　システマチックレビューによる乳がん関連リンパ浮腫患者の発症頻度の解析．

6) Szuba, A., et al.：Axillary lymph nodes and arm lymphatic drainage pathways are spared during routine complete axillary clearance in majority of women undergoing breast cancer surgery. Lymphology. 44：103-112, 2011.
Summary　腋窩郭清術後でも，トレーサーは残存する腋窩リンパ節に流れることをリンパシンチグラフィーで報告．

7) Suami, H., et al.：A new indocyanine green fluorescence lymphography protocol for identification of the lymphatic drainage pathway for patients with breast cancer-related lymphoedema. BMC Cancer. 19：985, 2019.
Summary　上肢リンパ浮腫診断のための蛍光リンパ管造影法のプロトコールを紹介．

8) Nguyen, A. T., et al.：Long-term outcomes of the minimally invasive free vascularized omental lymphatic flap for the treatment of lymphedema. J Surg Oncol. 115：84-89, 2017.
Summary　蛍光リンパ管造影を使ったリンパ浮腫の MD アンダーソン・ステージ分類について報告．

9) Williams, A.：Manual lymphatic drainage：exploring the history and evidence base. Br J Community Nurs. 15：S18-S24, 2010.
Summary　リンパ浮腫に対する保存療法全般について，歴史を含め簡潔にまとめられている．

PEPARS　No.164：17-25，2020

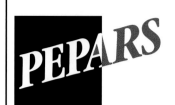

◆特集／むくみ診療の ONE TEAM─静脈？リンパ？肥満？─

リンパ浮腫の最新画像診断と診断を
もとにした治療戦略

矢吹雄一郎[*1]　　前川二郎[*2]

Key Words：リンパ浮腫(lymphedema)，リンパシンチグラフィ(lymphoscintigraphy)，SPECT-CT リンパシンチグラフィ(Single Photon Emission Computed Tomography-CT lymphoscintigraphy：SPECT-CT LS)，ヒト血清アルブミン(human serum albumin；HSA)，コントラストノイズ比(contrast noise ratio；CNR)，リンパ管静脈吻合(lymphaticovenous anastomosis；LVA)

Abstract　　リンパシンチグラフィはリンパ機能を評価できる有用な検査法である．臨床においては，診断や重症度評価，脂肪性浮腫や静脈うっ滞性浮腫など他の浮腫性疾患との鑑別に有用である．得られた画像は高い客観性を持って評価できるため，リンパ浮腫診療に関わるコメディカルや患者自身と情報を共有する際に非常に有用であり，診療チームを ONE TEAM とするのに重要なものとなっている．
　　しかし，撮影条件が様々であり，その標準化や規格化が今後の解決課題の1つとして挙げられる．我々は，リンパシンチグラフィの画質を解析することで撮影条件の検討と最適化を行っている．本稿では，投与線量によって得られる画像の差異とその定量的評価に関して，その一部を述べる．また，それらを応用した我々の治療戦略にも簡単に触れる．

はじめに

　近年，リンパ機能を評価するモダリティが複数開発され，臨床で広く用いられている．その多くは，色素や造影剤を四肢末梢に皮下注射し，リンパ液に取り込まれたそれらを可視化，画像化することでリンパ動態を評価するものである．リンパシンチグラフィはヒト血清アルブミン(以下，HSA)などの放射性トレーサー(以下，RIT)を 99 mTc など放射性核種で標識したものを用いる．放射能を検出し画像化するため，観察可能深度に限界がなく，リンパ動態の全体像を客観的に画像化することが可能である．

　我々はリンパ浮腫診療において，周径や体積ばかりではなく，リンパ機能評価を重要視してい

る．リンパ動態の全体像を客観的に可視化できるリンパシンチグラフィは，そういった機能的情報を共有する際に非常に有用であり，診療チームをONE TEAM とするのに重要なものとなっている．

　本稿では，リンパシンチグラフィを用いた診断方法と最新の知見，我々の行っている治療戦略などについて述べる．

リンパシンチグラフィを用いた診断と読影のコツ

　リンパシンチグラフィでは投与した RIT を取り込んだリンパ液の局在が画像化される．リンパ管やリンパ節ばかりではなく，リンパ浮腫においては側副路形成や皮膚逆流現象(Dermal Back Flow；以下，DBF)など，特異的な所見が観察できる．それらからリンパ浮腫と診断でき[1)~5)]，確定診断法として国際的にも評価されている[6)]．

　リンパ浮腫，特に続発性リンパ浮腫はリンパ管の変性が中枢から末梢に向けて進行することが多い[7)]．そのため，リンパシンチグラフィにおいて

---

*1　Yuichiro YABUKI，〒236-0004　横浜市金沢区福浦 3-9　横浜市立大学医学部形成外科学，診療講師
*2　Jiro MAEGAWA，同，主任教授

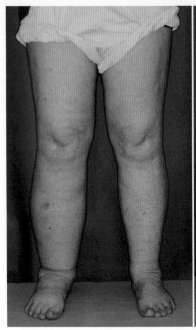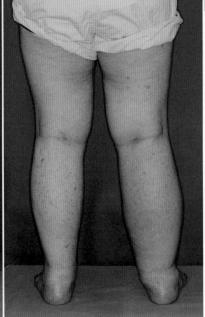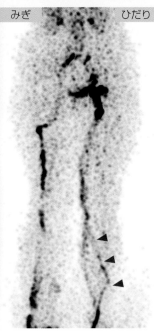

みぎ　　　　　　　　ひだり

図 1. みぎ下肢続発性リンパ浮腫

a｜b｜c

a：正面像．みぎ下腿を中心に両下肢全体に non pitting edema を認める．
b：背面像．静脈のうっ滞を疑う所見は認めない．
c：SPECT-CT LS，前後方向の MIP 画像．みぎ下肢において RIT は足背
　　で DBF を形成し，外果から深筋膜下のリンパ流に取り込まれた．
　　ひだり下肢においては，側副路の形成は認める（赤矢頭）ものの，鼠径リン
　　パ節への集積を認め，リンパ機能不全は軽度であることが判断できた．

リンパ節への RIT の取り込みが低下し，側副路形成や DBF が遠位に存在するものほどリンパ機能が低下し重症であると考えられている．それをもとに，我々は 5 段階でリンパ機能を評価・分類している[1)8)]．その他の分類法としては，早期相と晩期相を撮影し比較することでよりリンパ動態を加味した分類[9)]や，病的所見の多寡を点数化し半定量を行う方法[10)]，RIT の取り込みを定量化する方法[11)]などが報告されている．分類の煩雑性や判別性に差異はあるが，いずれの分類法も周径や臨床所見によるものとは異なりリンパ機能評価に基づいているため，重症度の評価としては正確性が高く，予後などの予測や経年的変化の評価に適していると考えている（図 1）．

リンパシンチグラフィを用いたリンパ浮腫の診断および読影を行う際の注意点の 1 つとして鑑別診断が挙げられる．例えば，静脈うっ滞性浮腫や脂肪性浮腫では末梢におけるリンパ液の産生が増加しうっ滞が生じるため，側副路形成や DBF を認めることがある（図 2，3）．しかしリンパ機能は廃絶していないことが多いため，所属リンパ節への取り込みを認める場合が多く，そういった所見が鑑別のポイントとなる[5)]．実臨床においては，問診や身体所見で鑑別できることは多いが，複合的な原因で浮腫をきたしている症例も少なくない．そのような症例では，リンパ機能不全がどれぐらい寄与しているかを評価する上でもリンパシンチグラフィが有用である．

リンパシンチグラフィは有用性が論じられる一方で，リンパ浮腫における画像診断や評価は初学者やリンパセラピスト含めたコメディカルにとって「取っ掛かり」がなく，敬遠されがちかと思われる．しかし，そういった医療者こそ客観性のあるデータを患者や診療チームと共有し，診療へ活用して欲しい．例えば，臨床において弾性着衣の装用コンプライアンスが不良なケースに直面するこ

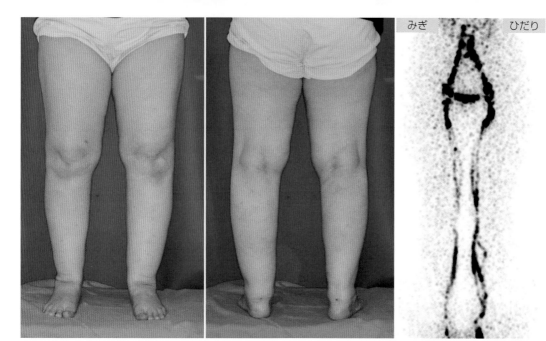

a | b | c   図 2. 両下肢静脈うっ滞性浮腫, 続発性リンパ浮腫疑い

a：正面像. 両下肢全体に pitting edema を認める.

b：背面像. 下腿を中心に皮静脈の怒張を認める.

c：SPECT-CT LS, 前後方向の MIP 画像. 左右ともに線状陰影と鼠径,
　骨盤リンパ節への集積を認めた. 病歴からは続発性リンパ浮腫も鑑別に
　挙がる症例であったが, その関与は少ないものと判断できた.

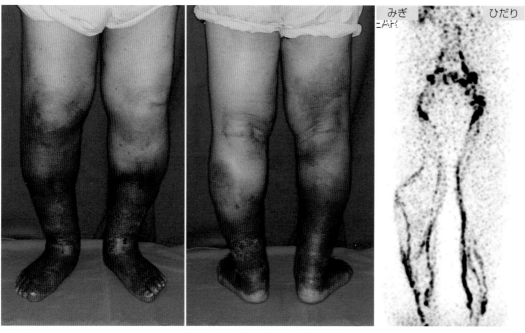

a | b | c   図 3. 両下肢静脈うっ滞性浮腫

a：正面像. 両下肢全体に pitting edema を認める. 両側下腿を中心に静
　脈うっ滞性皮膚炎と色素沈着を認める.

b：背面像

c：SPECT-CT LS, 前後方向の MIP 画像. 鼠径, 骨盤リンパ節への集積
　を認めるが, 左右ともに側副路と思われる線状陰影を複数認めた. 静脈
　うっ滞性浮腫においては末梢でのリンパ液産生が増加し, リンパ浮腫に
　類似した画像所見を認めることがある.

とは少なくない．そういった場において，周径や体積など「浮腫自体の評価」に加えて，「リンパ機能の評価」を客観的に説明することでお互いの理解と認識が深まるものと考える．その際，詳細で応用的な知識と理解は必要なく，リンパ機能不全の有無とその程度を5段階，場合によっては軽症，中等症，重症の3分類でも構わないので，それらを理解し共有するだけでも第一歩として十分ではないだろうか．

リンパシンチグラフィの標準的な撮影条件

　画像診断において撮影条件を標準化し規格化した画像を得ることは非常に重要である．例えば頭部セファログラムは症例間や施設間でデータを比較することが可能で，同一症例においては経時的な変化を評価し得る．しかし，リンパシンチグラフィの撮影条件は核種の投与量や投与部位，RITの種類，撮影機材，撮影時間，撮影回数，SPECT-CT リンパシンチグラフィ(Single Photon Emission Computed Tomography-CT lymphoscintigraphy；以下，SPECT-CT LS)の有無，運動負荷の有無，ディテクター感度の設定，画像処理方法など多岐に渡る．そのため，撮影条件を完全に標準化することは困難である．したがって，主要で標準的な評価項目である「診断」と「重症度評価」を評価し得るのに十分な撮影条件を基準とし，それを標準的な撮影条件とするべきだと考える．

　リンパシンチグラフィで使用されるRITはフチン酸，HSA，ヒト免疫グロブリン，スズコロイド，デキストランなど数多くある[12]．本邦でも複数のRITが使用可能であるが，保険収載が実質上可能になったのはHSA製剤1種類のみである．それを使用した場合の投与量は1か所あたり40〜80 MBqの投与量が標準的であり，厚生労働省保健局の通知にも同様に記載されている．注射部位は評価する四肢末梢の皮下，多くは足趾趾間または手指指間へ2か所程度行うことで十分に評価できる．リンパ浮腫においてリンパ流はうっ滞し，十分に流れるまで時間がかかる．そのため撮影の

タイミングは1時間未満を早期相とし，それ以上(60〜120分程度)を晩期相とする報告が多い．ただし，RITによっては血中や組織液中における核種との結合性が不安定とされており，晩期相の撮影にはその点に留意する必要性がある．RIT注入後に運動負荷を加えると，それらを短縮し能動的なリンパ動態を評価できると報告されている[13]．このことは撮影効率という観点からも有利であるが，運動負荷自体を標準化できるかどうかが課題となる．特に本邦においては，リンパ浮腫の罹患者は幅広い年齢層に分布しているため，運動負荷の適応には十分に検討するべきだと考える．

　RITの注入部位は一般的には皮下より皮内の方が早くリンパ液に取り込まれることがわかっている[12)14]．しかし，疼痛の問題があるばかりか硬化したリンパ浮腫患者の皮内に安定的に注入すること自体が難しい．そのため，RITの注入部位としては皮下が標準的であると考える．四肢末梢の足趾趾間や手指指間に注入することが多いが，蛍光リンパ管造影と同様に注入部位を工夫することで様々なリンパ動態が評価可能と考える．例えば，Shinaokaらの報告[15]にあるLymphatic pathwayの概念に従い，リンパ還流領域領域ごとのリンパシンチグラフィを撮影すれば，より複雑で立体的なリンパ流の評価が可能になる．撮影自体や得られた画像の診断と評価が複雑になるため，標準的な撮影条件とはし難いが，今後の応用が期待される部分である．

最新画像と治療戦略

1．背　景

　横浜市立大学附属病院では製剤供給制限や保険収載，機器更新などに伴い，現在に至るまで複数の異なる撮影条件でリンパシンチグラフィを撮影している．直近ではRITとしてHSAを使用している．以前と比較し投与線量を倍量にしており，1肢あたり160 MBq投与している．それにより得られる画像に変化を認めた(図4)ため，画像の明瞭度を中心に比較検討した．

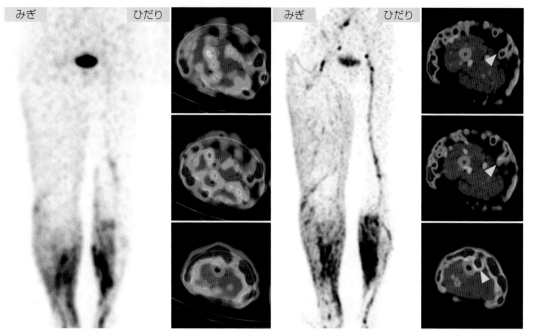

みぎ　　　ひだり　　　　　　　　　　　みぎ　　　ひだり

図 4．SPECT-CT LS における投与線量による得られる画像の違い（同一
　　　症例，両側下肢続発性リンパ浮腫）
　　a：1 肢あたり 80 MBq 投与し撮影した SPECT-CT LS，前後方向の MIP
　　　画像
　　b～d：1 肢あたり 80 MBq 投与し撮影した SPECT-CT LS，断層画像
　　e：1 肢あたり 160 MBq 投与し撮影した SPECT-CT LS，前後方向の MIP
　　　画像．Background のノイズの上昇などを認めるが，DBF，線状陰影と
　　　もに明瞭に描出されている．
　　f～h：1 肢あたり 160 MBq 投与し撮影した SPECT-CT LS，断層画像．
　　　それぞれ b～d と同一レベル．DBF の裏面にある集積や深筋膜へと連続
　　　性などの判別が容易になった（黄矢頭）．

$$\text{コントラストノイズ比} = \frac{\text{評価対象の画素値 } - \text{ 背景の画素値}}{\text{背景のノイズ値（背景画素値の標準偏差）}}$$

図 5．コントラストノイズ比を算出する計算式の 1 例
評価対象と背景の画素値の差を背景の画素値のバラつきで補正したもの

2．対象と方法

　2004 年 9 月から 2019 年 12 月に横浜市立大学附属病院で撮影した SPECT-CT LS 1,576 例のうち，RIT として HSA を使用し，1 肢あたり 80 MBq 投与した下肢リンパ浮腫 20 例 40 肢と 160 MBq 投与した下肢リンパ浮腫 20 例 40 肢をそれぞれランダムに抽出し，それらを対象とした．撮影した SPECT-CT LS 画像を前後方向の MIP 画像として再構成し，それを 8 bits（256 段階）の JPEG 画像として出力した．画像解析用フリーソフト Image J を用いて，同定した DBF や線状陰影および背景として側腹部に Region of Interest（以下，ROI）を設定し，その色調を計測した．DBF や線状陰影など評価対象の明瞭度を測定するため，それらと背景とのコントラストノイズ比（Contrast Noise Ratio；以下，CNR，図 5）を算出した．

3．結　果

　80 MBq 投与群と 160 MBq 投与群の平均年齢はそれぞれ 53.3±11.7 歳，65.0±8.9 歳で，前者がやや若年の傾向にあった．いずれの群も原発性リ

表 1. 患者背景

| | No. of patients (%) | | p value* |
	80 MBq/limb (Pt. n=20)	160 MBq/limb (Pt. n=20)	
Age			0.48
<35	1	0	
35–65	14	10	
65<	5	10	
mean±SD [y.o.]	53.3±11.7	65.0±8.9	
Gender			1
Male	1(5)	3(15)	
Female	19(95)	17(85)	
Primary/secondary			0.6
primary	4(20)	5(25)	
secondary	16(80)	15(75)	
Affected limbs			0.71
Right	5(25)	2(10)	
Left	11(55)	12(60)	
Bilateral	4(20)	6(30)	
Type classification (limbs)			0.05
I	16(80)	16(80)	
II	8(40)	1(5)	
III	7(35)	4(20)	
IV	5(25)	16(80)	
V	4(20)	3(15)	

*mxn Chi square test

ンパ浮腫を含むが，2 群間に統計学的有意差は認めなかった(表 1)．背景として設定した ROI は 80 MBq 投与群と 160 MBq 投与群はそれぞれ 240.8 ±10.3，234.1±6.0 であり，後者の方が有意に低値つまり黒色の濃度が高い傾向にあった(図 6)．一方，ノイズも同様に後者の方が高い値となった．DBF と線状陰影のいずれも 160 MBq 投与群の方が有意に黒色に近い色調であったが，CNR は 80 MBq 投与群の方が高い傾向にあった(図 7)．

4. 考 察

リンパシンチグラフィは撮影条件が同一であれば再現性の高い検査法であるが[16]，使用する RIT により得られる画像が異なる[11)12)14)17]．画像診断において撮影条件の標準化と得られる画像の規格化は非常に重要であり，リンパシンチグラフィにおける解決すべき課題の 1 つである．

撮影条件を標準化する際の要点の 1 つは得られ

る画像の明瞭度であり，そしてそれは放射線科学領域を中心に日々検証されている．背景と評価対象とのコントラスト比は，その解析法の 1 つであり，コントラスト比が強い方が評価対象の視認性が高くなる．CNR はそのコントラスト比を数値化する代表的な手法であり，それらを用いた報告も多い[18]．

今回我々は，SPECT-CT LS の MIP 画像における DBF や線状陰影の明瞭度が，投与線量により変化するのかを比較検討した．結果は，160 MBq 投与群の方が DBF，線状陰影ともに RIT の集積が多く，強い色調で描出された．しかし，CNR においては 80 MBq 投与群の方が高い傾向を認めた．160 MBq 投与群においては背景の RIT の集積が増加し，ノイズ値も上昇したためと考えられる．いずれにしても，この結果だけを判断基準とすれば投与線量は少なくてもよいことになる．し

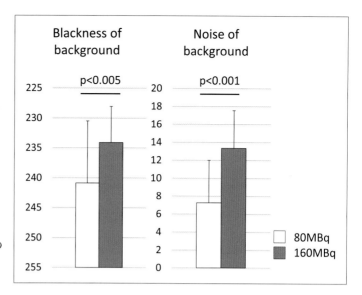

図 6.
背景の色調の強さとノイズの
強さの比較

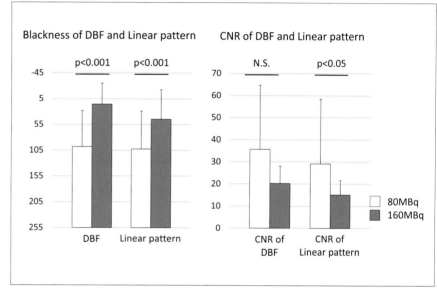

図 7.
DBF や線状陰影の色調の
強さと CNR の比較

かし，画像の明瞭度の解析法はコントラスト比だ
けではない．具体的には分解能や視覚的描出能な
どが挙げられ，前者は半値全幅(full width at half
maximum；FWHM)，後者は評価者による定性・
半定量的なスコアリングなどで解析される．実
際，投与線量を増加させることで DBF や線状陰
影の集積が増加しており，視覚的描出能は向上し
ているものと考えている．
　また，SPECT-CT LS の視覚的描出能の向上に
よりリンパ管静脈吻合術(lymphaticovenous
anastomosis；以下，LVA)を行う際の治療戦略も
変容してきている．以前より我々はリンパシンチ

グラフィを初診時や手術前などに撮影し，リンパ
浮腫の診断と重症度評価に使用していた．さら
に，SPECT-CT LS の断層画像においては DBF
やその裏面に存在する皮下集合リンパ管，深筋膜
下のリンパ流を評価し，LVA における皮下集合リ
ンパ管の同定法としても用いてきた．今回，投与
線量を 1 肢あたり 160 MBq に増量し，それらの視
覚的描出能が向上したため，より高い精度で検査
を行うことが可能になった．
　横浜市立大学附属病院では LVA を全身麻酔下
に行うことが多い．全身麻酔導入後，SPECT-CT
LS をもとに皮下集合リンパ管の走行や部位を

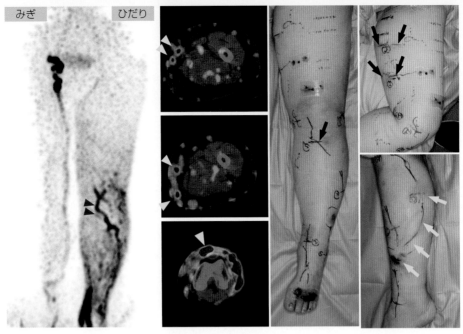

みぎ　ひだり

b	f
a	c	e
	d	g

図 8. 1 肢あたり 160 MBq を投与し撮影した SPECT-CT LS を用いた LVA

a：左下肢続発性リンパ浮腫患者の術前 SPECT-CT LS，前後方向の MIP 画像．下腿
　　に線状陰影と DBF を認める(赤矢頭).

b〜d：SPECT-CT LS 断層画像．下腿の線状陰影に一致した集積を認める．大腿部
　　も断層画像においては皮下集合リンパ管と思われる集積を認めた(黄矢頭).

e，f：SPECT-CT LS 断層画像所見をもとに下腿，大腿に皮膚切開線をマーキング
　　する(黒矢印).　足趾趾間に ICG を投与し，蛍光リンパ管造影を行う.

g：SPECT-CT LS と足趾趾間からの ICG 蛍光リンパ管造影が一致することを確認
　　し，外果や内果，下腿，大腿などに ICG を追加注入する．それにより，異なる lym-
　　phatic pathway の線状陰影が同定できることがある(黄矢印).

マーキングする．特に大腿部や DBF の裏面など ICG 蛍光リンパ管造影では観察しにくい部位を中心に行う．その後，足趾趾間または手指指間に ICG を皮下へ注射し，その部位からの線状陰影や DBF を指標に吻合予定部位のデザインを追加する．しかし，その部位を起点としたリンパ流はすでに SPECT-CT LS をもとにマーキングをしているので概ね確認作業であることが多い．1 肢あたり 160 MBq としてからその精度が向上したため，足趾趾間または手指指間から注入した ICG が DBF を形成し始めるタイミングで他の部位に ICG を追加で投与するようにしている．これにより，他の部位を起点としたリンパ流も評価し，皮下集合リンパ管が同定できるようであれば積極的に LVA を行うようにしている．追加で ICG を注入する部位はなるべく複数の lymphatic path-

way[15]に渡るように，場合によっては大腿部などにも注入している．これにより，複数の場所，複数の Lymphatic pathway における皮下集合リンパ管を同定し，それらに対して LVA を行っている(図 8).

5. リンパシンチグラフィを初めて撮影する際の注意点

　先述の通り，リンパ浮腫に対するリンパシンチグラフィで RIT として使用する HSA 製剤の保険収載が実質上可能になった．しかし，それでも多少高額であることとヒト由来製剤であることに関して十分な説明と同意が必要である．更に，初めてリンパシンチグラフィを撮影する場合，RIT の投与や画像再構成に関して放射線科や放射線技師など当該部門との協議や調整が必要になるかもしれない．ただ，乳癌を中心とした悪性腫瘍のセン

チネルリンパ節を評価するために同様の製剤で同様の撮影を行っていることも多い．そういった施設においてはリンパ浮腫に対するリンパシンチグラフィも比較的円滑に撮影可能であると期待できる．

リンパ浮腫の診療においてはマイクロサージャリーなど手技的な部分に注力しがちであるが，安定的な結果を得るためには患者を含めた多くの人々の連携が必要となる．客観性高くリンパ機能を評価できるリンパシンチグラフィはそれらを束ねるための良いツールとなり得る．そのため，リンパ浮腫診療を開始する若手の先生方においては，本稿を1つの参考として，是非リンパシンチグラフィの撮影にトライして頂きたい．

参考文献

1) Maegawa, J., et al.：Types of lymphoscintigraphy and indications for lymphaticovenous anastomosis. Microsurgery. 30(6)：437-442, 2010.

2) Pecking, A. P., et al.：Relationship between lymphoscintigraphy and clinical findings in lower limb lymphedema(LO)：toward a comprehensive staging. Lymphology. 41(1)：1-10, 2008.

3) Gloviczki, P., et al.：Noninvasive evaluation of the swollen extremity：experiences with 190 lymphoscintigraphic examinations. J Vasc Surg. 9(5)：683-690, 1989.

4) Weissleder, H., et al.：Lymphedema：evaluation of qualitative and quantitative lymphoscintigraphy in 238 patients. Radiology. 167(3)：729-735, 1988.

5) Stewart, G., et al.：Isotope lymphography：a new method of investigating the role of the lymphatics in chronic limb oedema. Br J Surg. 72(11)：906-909, 1985.

6) International Society of Lymphology. The diagnosis and treatment of peripheral lymphedema. 2009 Consensus Document of the International Society of Lymphology. Lymphology. 42(2)：51-60, 2009.

7) Mihara, M., et al.：Pathological steps of cancer-related lymphedema：histological changes in the collecting lymphatic vessels after lymphadenectomy. PLoS One. 7(7)：e41126, 2012.

8) Mikami, T., et al.：Classification of lymphoscintigraphy and relevance to surgical indication for lymphaticovenous anastomosis in upper limb lymphedema. Lymphology. 44(4)：155-167, 2011.

9) 小川 令ほか：【リンパ浮腫治療の最前線】低侵襲・短時間のリンパ管静脈吻合手術をめざして 診断と手術の工夫．形成外科．59(8)：813-818, 2016.

10) Cambria, R. A., et al.：Noninvasive evaluation of the lymphatic system with lymphoscintigraphy：a prospective, semiquantitative analysis in 386 extremities. J Vasc Surg. 18(5)：773-782, 1993

11) Svensson, W., et al.：Measurement of lymphatic function with technetium-99m-labelled polyclonal immunoglobulin. Eur J Nucl Med. 26(5)：504-510, 1999.

12) Szuba, A., et al.：The third circulation：radionuclide lymphoscintigraphy in the evaluation of lymphedema. J Nucl Med. 44(1)：43-57, 2003.

13) Tartaglione, G., et al.：The evolving methodology to perform limb lymphoscintigraphy：from rest to exercise acquisition protocol. Microvasc Res. 80(3)：540-544, 2010.

14) O'Mahony, S., et al.：Finding an optimal method for imaging lymphatic vessels of the upper limb. Eur J Nucl Med Mol Imaging. 31(4)：555-563, 2004.

15) Shinaoka, A., et al.：Correlations between tracer injection sites and lymphatic pathways in the leg：a near-infrared fluorescence lymphography study. Plast Reconstr Surg. 144(3)：634-642, 2019.

16) Devoogdt, N., et al.：Reproducibility of lymphoscintigraphic evaluation of the upper limb. Lymphat Res Biol. 12(3)：175-184, 2014.

17) Nawaz, K., et al.：Dynamic lymph flow imaging in lymphedema. Normal and abnormal patterns. Clin Nucl Med. 11(9)：653-658, 1986.

18) Niimi, T., et al.：Comparative Cardiac Phantom Study Using Tc-99m/I-123 and Tl-201/I-123 Tracers with Cadmium-Zinc-Telluride Detector-Based Single-Photon Emission Computed Tomography. Nucl Med Mol Imaging. 53(1)：57-63, 2019.

PEPARS　No.164：26-33，2020

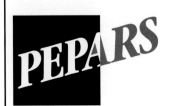

◆特集／むくみ診療の ONE TEAM─静脈？リンパ？肥満？─

むくみ診療を再考する
―診断と保存療法を中心に―

小川　佳宏*

Key Words：難治性浮腫(intractable edema)，リンパ浮腫(lymphedema)，保存療法(conservative therapy)，複合的理学療法(combined physical therapy)，圧迫療法(compression therapy)

Abstract　　リンパ浮腫を代表とする難治性浮腫は治療に難渋することが多い．一般内科では検査や薬物療法を行い改善がなければ，そのまま放置され悪化し皮膚潰瘍などの合併症がみられてから当院に受診する患者もある．完治できる原因疾患がない難治性浮腫に対しては，対症療法としての圧迫療法が有効であり，むくみ始めた当初から適切な圧迫療法を行うことにより軽症の状態を維持できる可能性がある．難治性となってしまった浮腫の悪化要因は日常生活の中で患肢の組織間液量が増加することであり，過度にならない適切な圧迫療法により組織間液の増加を防ぐことが重要である．リンパ浮腫に対しては外科治療も治療の選択肢に入るが，蜂窩織炎を繰り返し悪化する症例においては蜂窩織炎の頻度や程度が減少することが多く有効と考える．今後外科治療のエビデンスが増え，各手術方法の選択基準が明確化されれば，外科治療＋保存療法がリンパ浮腫治療の基本となるはずである．

はじめに

　私は 30 年以上「むくみ＝浮腫」に悩む患者を診察しているが，「むくみを治すのは難しい」という医療従事者の声をよく耳にしてきた．それは当然であって，むくみは「疾患」ではなく「症状」を表す用語であり，何らかの原因があってむくんでいる．すなわち「むくみを治す」ためには，「むくみの原因」を確定して治す必要がある．例えば，軽度の心不全であれば利尿剤などによる内服治療を，静脈瘤であれば手術治療を行えばむくみは治るかもしれない．一方深部静脈弁機能不全や高度肥満により下半身からの静脈還流が障害される「肥満性浮腫」，高齢者で椅子に座り動かないため静脈還流が障害される「廃用性浮腫」，リンパ管損傷によるリンパ還流障害，タンパク漏出性胃腸症による

低タンパク血症などは原因を確定できても完治は困難であり，このような疾患が原因となったむくみは改善が難しく「難治性浮腫」と呼ばれる．しかし治せない難治性浮腫でも，「対症療法＝保存療法」で改善させて症状と付き合いながら日常生活を営むことが可能になる．

　当院には軽症のむくみから超重症の難治性浮腫まで来院している．特に日常生活を制限されている超重症例に対しては，入院で徹底した保存療法を行うことで症状を改善させ，その後悪化を防ぐセルフケアを指導している．圧迫を嫌う患者も多いが，難治性浮腫に対する保存療法が生活習慣病における食事・運動療法や内服治療と同等の意味を持つと患者・家族に十分説明し，一生涯保存治療が必要なことも理解してもらっている．

　本稿では，当院で行っているむくみに対する治療プログラムや保存療法のコツとともに，外科治療との連携や解決すべき課題について解説しむくみ診療を再考する．

* Yoshihiro OGAWA，〒770-0047　徳島市名東町 2 丁目 559-1　医療法人リムズ徳島クリニック，院長

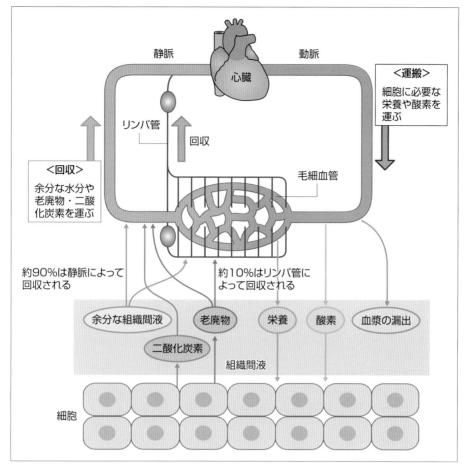

図 1. 全身の体液循環
　心臓で駆出された血液は，動脈〜毛細血管〜静脈の経路で心臓に戻る．リンパ管は全身の皮下組織で組織間液を吸収してリンパ液を生成し，左右頚部の静脈角で鎖骨下静脈に流入する．組織間液は毛細血管で血漿が漏出して生成され，毛細血管での再吸収とリンパ管での吸収で回収されるため，静脈・リンパ管に異常があれば組織間液が増加してむくむ．

体液循環とむくみ

　むくみは「細胞・組織間にある組織間液（間質液）が過剰になった状態」と定義される．この組織間液がどのようにして増減するかを考えるとむくみの病態を理解しやすい．

　全身の体液循環は，図 1 のように動脈〜毛細血管〜静脈という血液循環とリンパ管によるリンパ循環からなる．毛細血管からは組織間隙に絶えず血漿成分が漏出し，組織間液の供給源となっている．また組織間液は，主に（約 90％）毛細血管に再吸収され回収されるが，一部（約 10％）はリンパ管に吸収されリンパ液となり回収され血液循環に戻っている．組織間液とリンパ液はほぼ同じ成分で，血管外に漏出した白血球などの細胞成分はリンパ管で運搬される．組織間液への体液の「供給」と「回収」のバランスがとれている限り，組織間液量は変化せずむくまないが，静脈やリンパ管のどちらかもしくは両者の働きが損なわれると，回収できない体液で「組織間液量が増加」して「むくみ」という状態になる．

むくみの診断

　リンパ管単独の異常で組織間液の「回収・運搬量が低下」し，組織間液量が増加した疾患がリンパ浮腫である．難治性浮腫の代表がこのリンパ浮

表 1. むくみの原因疾患

浮腫の原因		疾患名
全身性	心疾患	心筋梗塞，心臓弁膜症，心筋症，心不全など
	肝疾患	肝硬変，急性肝炎など
	腎疾患	腎不全，腎炎，ネフローゼ症候群など
	内分泌疾患	甲状腺機能亢進症，甲状腺機能低下症，クッシング症候群など
	栄養障害	タンパク漏出性胃腸症など
	薬 剤	抗がん剤，避妊薬，降圧剤など
	その他	特発性浮腫など
局所性	静脈疾患	静脈瘤，深部静脈血栓症など
	リンパ管疾患	原発性リンパ浮腫，続発性リンパ浮腫など
	炎 症	血管炎，アレルギー，蜂窩織炎など
	その他	がんの進行，妊娠，廃用性浮腫，肥満性浮腫など

表 2. むくみの鑑別診断に必要な検査

理学的所見	視 診	発症早期から皮下静脈が見えにくくなる 静脈疾患があれば皮膚色が静脈うっ血色になる
	触 診	発症早期から皮膚表面に張りが出て「皮膚をつまみ上げる」ことや「しわをよせる」ことが困難になる 指で皮膚を圧迫してできる圧迫痕は浮腫が進行してからみられる
一般検査	血液検査 尿検査	心疾患・腎疾患・肝疾患など全身疾患による浮腫を確認するために行う
	X線検査	胸水や肺転移の有無なども確認できる
画像診断	CT・MRI検査	全身疾患の有無や悪性腫瘍の有無を確認する
	超音波検査	全身疾患や静脈疾患の有無を確認する
	リンパ管シンチ リンパ管造影	リンパ管を描出することによりリンパ浮腫を確定診断できる

腫であるが，表1に挙げた原因によるむくみも難治性になることがあり鑑別が必要になる．またそのような疾患がリンパ浮腫と併存することにより，リンパ浮腫の悪化要因にもなる．

腕や脚のむくみを主訴として初診となった患者に対して，当院で行っている診断の手順を解説する．まず表1のような疾患を想定するが，① 片側性か両側性か，② 浮腫の局在（大腿中心か下腿中心か下肢全体かなど），③ 基礎疾患の有無，④ 既往症の有無など，まず問診と視診である程度の疾患に絞る．例えば，両下肢対称性に下腿末梢中心にむくみがあれば全身疾患や肥満性浮腫，廃用性浮腫を，片側下肢で下腿から大腿部までむくんでいれば静脈疾患やリンパ浮腫を疑いその後の検査を検討する．鑑別に必要な検査を表2にまとめた．当院では問診や視診・触診などの理学的所見とと

もに，全例超音波検査を行っている．全身状態の確認が必要であれば，血液検査やその他の画像診断も行う．

原発性リンパ浮腫は，以前は表1のような疾患と鑑別し「むくみの原因がわからないからリンパ浮腫」という診断がほとんどであった．そのため，全身疾患を持たない「肥満性浮腫」や「廃用性浮腫」が「原発性リンパ浮腫」と診断されていることも多かった．2018年4月に小児慢性特定疾病に指定されたため，「小児慢性特定疾病情報センター」のホームページに原発性リンパ浮腫の診断基準が示された[1]．内容を抜粋すると，「特に誘因なく四肢，特に下肢に発症する慢性の浮腫」という臨床症状とともに，「超音波検査などによる浮腫の確認」と「リンパ管シンチグラフィや蛍光リンパ管造影によりリンパ管の異常を確認」する必要がある．

続発性リンパ浮腫は，発症の経過や患肢の状態から「担当医の経験」で診断することが一般的であった．現在でも原発性のような診断基準は示されていないが，2016 年に複合的治療が保険収載されたため，やはり画像診断を含めた明確な診断基準が必要と考える．

むくみはどのように改善させるべきか

むくみを適切に保存療法で治療するためには，弾性包帯や弾性ストッキング・スリーブ・グローブ（以下，弾性着衣）による圧迫療法が鍵になる．ただ患者によっては，「患肢を圧迫するように」と指導しても治療とは考えてもらえず，「窮屈」「面倒」「暑苦しい」「圧迫すると血流が悪くなる」という声を聴くことが多く，「薬はないのか？」と言う不満を訴えることもある．また医療従事者でも，「深部静脈血栓症予防には圧迫療法が有効」とか「リンパ浮腫の治療に圧迫療法が必要」であることは普及しているが，その他のむくみ，特に「肥満性浮腫」や「廃用性浮腫」にも圧迫療法が有効であることはあまり知られていない．残念ながら医師でも圧迫療法の基本的な考え方が理解されていないこともある．

ここでリンパ循環とむくみの関係から圧迫療法について再考してみる．

リンパ循環が正常であれば，血漿の血管外漏出量がリンパ管の回収・運搬能力を上回る時にむくむ．すなわち漏出量を減らすことができればむくみは悪化しない．患肢を圧迫する目的は，「毛細血管周囲の組織圧を上昇させ血管外漏出を減少させる」ことと，組織間液の「重力による患肢末梢への移動を減少させる」こと，「静脈還流量を増加させる」ことである．起床時から夕方まで患肢を圧迫することは，むくみを起床時から悪化させないため結果として症状の改善につながる．したがって静脈還流障害が主因の「肥満性浮腫」や「廃用性浮腫」にも，静脈還流量を増加させる圧迫療法が有効である．しかし過剰に強い力で圧迫すると，細胞の新陳代謝に必要な血漿成分の供給が減少し酸素や栄養分の不足で患肢の状態が悪化する可能性があり，適度な圧迫力を心がける必要がある．

ではリンパ還流障害が主因のリンパ浮腫ではどうであろうか．リンパうっ滞があっても際限なく患肢が膨張するわけではなく，ある程度までむくんだところでプラトーに達する．患肢それぞれで異なるが，「組織間液量の増加でむくむ力」と「皮膚・皮下組織の強さで引き延ばされないようにする力」のバランスがとれる状態までしかむくまないと考えられる．ガラスの容器に水道水を注いでもあふれるように，新しく産生された組織間液量と同量の古い組織間液は，どこかの経路を通り全身循環に戻るはずである．つまりリンパ浮腫も組織間液量の変化が症状の悪化につながるため，「組織圧を上げ血管外漏出量を減らす」ことや「重力による患肢末梢への移動を防ぐ」ために圧迫療法が重要である．またリンパ浮腫の患肢には「Dermal Backflow」と呼ばれるリンパ管から組織間へのリンパ液逆流現象があるが，圧迫療法はこの逆流量も減少させることができる．

以上のように，むくみは「圧迫して無理やり減少させる」のではなく，「圧迫して悪化させなければ自ずと改善する」ことをまず理解していただきたい．

むくみの治療

全身疾患のない難治性浮腫で内科に受診すると，最初に利尿剤の内服と夜間の患肢挙上を指導され，それでも改善しなければ次に「DVT 予防の弾性ストッキングの着用」を指導され，それでもだめなら「リンパ浮腫なので治療法はない」として放置されたという話を聞くことが多い．利尿剤が有効なのは心不全などごく一部である．夜間に仰臥位で就寝すれば患肢の組織間液は増加しないため，夜間の挙上には臨床的意義は少なく，もし指導するなら「日中の挙上」である．DVT 予防のストッキングは適切に着用できれば有効であるが，大部分は食い込みなどで悪化させてしまうため，着用方法を指導できる知識が必要である．

リンパ浮腫の標準的な保存療法は複合的治療（複合的理学療法[2]を中心とした保存療法）であり，リンパ浮腫以外の難治性浮腫にも有効な治療法である．またリンパ浮腫には外科治療も行われている．

複合的治療とは，① 体重管理などの日常生活指導，② スキンケア，③ 用手的リンパドレナージ，④ 弾性着衣または弾性包帯による圧迫療法，⑤ 圧迫下での運動療法，を組み合わせた治療である．ただし，リンパ浮腫の病期や重症度，患者の生活様式，好み，価値観，経済状況などを考慮して，それぞれの患者に合わせた治療内容を選択する．

① 日常生活指導

リンパ浮腫の悪化要因となるような生活や疾患を改善するように指導する．特に体重の管理，感染症への対応，適度な運動も重要である．

② スキンケア

患肢は健常肢よりも白癬症などの皮膚感染症にかかりやすく，蜂窩織炎のきっかけになることもある．感染症を避けるためには，正しいスキンケアによって皮膚を「清潔」に保ち，「保湿」をして，外傷などから「保護」することが大切である．

③ 用手的リンパドレナージ

用手的リンパドレナージは，手のひら全体を患肢の皮膚表面に当て，部分的に強い圧を加えすぎないようにしながら皮膚・皮下組織を動かすことで，患肢で過剰となった組織間液を正常に機能しているリンパ管へ誘導する目的がある．原因となったリンパ管損傷の部位により治療手順が異なるため，基本となる手技を学んだ医療従事者が行う必要がある．ただリンパ浮腫以外では省いても問題ない．

④ 圧迫療法

圧迫療法は，先述したように毛細血管からの漏出を抑え，静脈・リンパ管による組織間液の回収を促して浮腫を改善させる．弾性包帯と弾性着衣を用いる方法がある．適切な圧迫療法は浮腫を著明に改善させるが，不適切で肘・膝関節などで食い込むとかえって浮腫が悪化するため，圧迫療法に精通した医療従事者が適切な圧迫方法を選択する

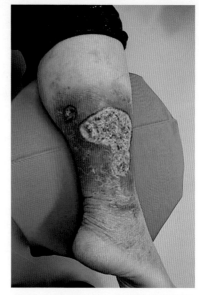

図 2. 静脈性浮腫＋難治性皮膚潰瘍
以前から右下肢に静脈瘤がみられていたが，1 年前に下腿に皮膚潰瘍がみられ治療を受けていた．潰瘍が急速に悪化したため精査・治療目的に紹介され来院した．右下腿外側に不良肉芽が著明で浸出液量が多い皮膚潰瘍がみられた．また右大伏在静脈に静脈瘤がみられた．

必要がある．下腿末梢中心の「肥満性浮腫」や「廃用性浮腫」には下腿だけの圧迫療法も有効である．

⑤ 圧迫した状態での運動療法

患肢を圧迫した状態で行う運動療法は，静脈血やリンパ液の流れを増加させ浮腫の改善につながる．

超重症例に対する保存療法のコツ

患肢の周径が大きい，関節で食い込んで変形が強い，皮膚潰瘍などの合併症を伴うといった超重症例では，既製の弾性着衣による圧迫療法は困難で弾性包帯を使用する必要がある．しかし通院で弾性包帯を適切に使用して巻き方を指導できる医療機関は非常に少なく，関節に食い込むような圧迫でさらに悪化するということもある．図2に示した患者はリンパ浮腫ではなく静脈性浮腫であったが，1 年以上皮膚潰瘍の治療を受けていたが症状の改善がなく近隣の公立総合病院から当院に紹介された．

当院での超重症例治療のコツは，「患肢の状態にあった適切な圧迫療法により悪化させない」ことだけである．リンパ浮腫であってもなくても，

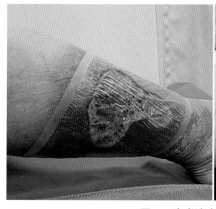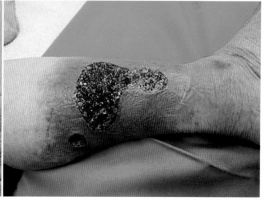

a | b

図 3. 皮膚潰瘍に対する被覆材と使用後

　a：潰瘍部分に浸出液を吸収するシート(オスモパッド®)を貼付した．微多孔構造の半透
　　　膜の中に高浸透圧物質を挟んだ構造で創部からの浸出液を多量吸収できるため，ガーゼ
　　　汚染を防ぐことができる．

　b：治療開始1週間後の創部は，良好な肉芽がみられており，圧迫により浮腫の軽減して
　　　いる．その後治療開始6週間後に潰瘍は消失した．

圧迫療法により組織間液量を起床時から増加させ
なければ悪化はない．悪化しなければ残存したリ
ンパ管機能により組織間液は排除されるため浮腫
は改善がみられる．当然皮膚潰瘍があれば処置も
重要であり，浸出液量が多ければ，図3のような
吸水性の被覆材を使用することが多い．浸出液が
ガーゼや包帯を汚染することが少ないため，長時
間一定の圧迫療法が可能になる．皮膚合併症がな
くても，弾性包帯を適切に使用できるかどうかが
鍵になる．

入院保存療法に関する治療プログラム

　リンパ浮腫を含めた難治性浮腫は，患肢の状態
が様々で一様の治療を行うものではない．

　当院では，軽症のリンパ浮腫は通院での指導を
中心とし，中等症であれば生活状況に応じ入院治
療を勧め，重症例に対しては入院治療を前提とし
ている．ただ中等症と重症，超重症例ではそれぞ
れ治療内容は異なる．入院治療を勧める理由とし
ては，通院で連日弾性包帯を使用するには当院の
マンパワーの問題があることと，県外からの来院
が多い当院では通院が現実的でないためである．
また当院受診前に地元の医療機関で改善せず諦め
ている患者も多いため，入院で集中治療を行えば
必ず改善できるという意欲付けもできる．当院に
は確定した治療プログラムがあるわけではなく，

患肢の状態や年齢，日常生活様式，性格などいろい
ろな点を考慮して治療や指導内容を決定している．

　ここでは仮に集中治療期とセルフケア習得期に
分けて解説する．

　① **集中治療期**：主に弾性包帯を使用して浮腫お
よび合併症を改善させる時期である．患肢の状態
により期間は異なり，中等症では1週間程度で
あったり，図4のような超重症例に関しては8週
間を必要としたりと様々である．

　② **セルフケア習得期**：弾性包帯により既製の弾
性着衣が使用できる状態に改善させたのちに弾性
着衣を試着して着用できる最適な弾性着衣を選択
する．また浮腫の悪化時に対応できるように弾性
包帯の使用方法も習得してもらう．超重症例では
弾性包帯の使用法を十分習得してもらう．また日
常生活の指導や必要に応じて用手的リンパドレ
ナージや運動療法についても十分な指導を行うた
め，1～2週間を必要とする．

外科治療との連携

　リンパ浮腫は手術治療を必要とすることもあ
る．手術治療の利点は，損傷されていたリンパ管
の機能を改善できる可能性があるということであ
る．ただ手術後の経過は個人差が大きく，手術を
受けた全例に一様の効果がみられるわけではな
い．当院で保存療法を行いながら外科治療を受け

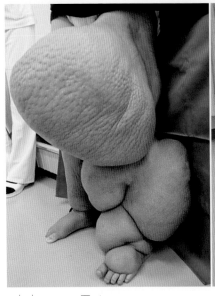
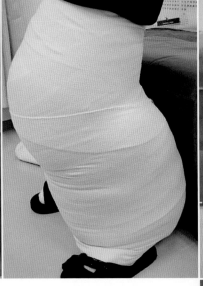
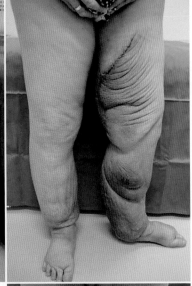

a	b	c
	d	

図 4.
超重症例

a：子宮癌手術の直後から左下肢にリンパ浮腫がみられていたが，年々悪化し歩行困難な状態となり精査・治療目的に紹介され来院した.

b：大腿部で周径が1mを超える超重症例であったが工夫をしながら弾性包帯により圧迫療法を行った.

c：浮腫の改善とともに余剰皮膚が圧迫の妨げになり減量手術を受けた.

d：現在はオーダーメイドの弾性ストッキングが着用できるようになっている.

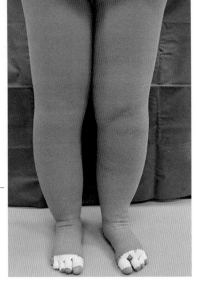

た症例で最も多く経験するのは「蜂窩織炎の頻度・程度の改善」である. 次いで「リンパ漏の減少」「陰部の浮腫の軽減」なども経験している. 浮腫の程度については，「以前よりむくみにくくなった」「以前より柔らかくなった」という意見がよく聴かれる. 当然脂肪吸引や過剰組織切除などを受ければ当然周径は激減するが，その状態を維持するためには保存療法が重要という意識を持っている患者は少ないかもしれない. 当院では「蜂窩織炎を繰り返す」患者に対しては積極的に手術治療を勧めている.

保存療法と外科治療が今後融合するにあたって，解決すべき課題は？

現時点で保存療法には，完治させたり劇的に改善させることができる効果は期待できない. 外科治療には周径を劇的に改善できる可能性はあるが長期成績に関しては未知数というところがある.

一般的にがんの治療で発症した続発性では，浮腫発症の直後でリンパ管の機能が残存している状態で手術を受けることが理想であろう. しかしその時期に徹底した保存療法を開始できれば悪化させずに軽症で維持できる可能性がある. 外科治療で完治できるとは言い切れない現状では，まず徹底した保存療法を行い，改善不十分な状態を外科治療するという状況は変化ないのではないかと考える. 解決すべき課題は，外科治療の適応の明確化や治療のエビデンスである. 今後も手術症例が増加すると考えられるが，多施設間での治療効果の評価を期待している.

おわりに

リンパ浮腫を含めた難治性浮腫であっても，保存療法である程度改善可能である．しかし保存療法の基本となる複合的治療よりも外科治療の普及が早く，手術を受けても複合的治療が不十分で思うように外科治療の効果が出ない患者も多い．例えて言えば，糖尿病患者が基本となる食事・運動療法を十分指導せずにインスリン治療を開始してもなかなかコントロールできないように，リンパ浮腫に複合的治療を欠かすことはできないことは明らかである．やはりリンパ浮腫の病態を理解して複合的治療を適切に指導できる医療従事者の下で，外科治療も含めた総合的な治療ができる医療機関がリンパ浮腫を最も改善できると考えている．

またリンパ浮腫の保存療法に大きな変化がないのは，患肢に侵襲的な研究は「禁忌」とも考えられできなかったという背景がある．多くの症例で蛍光リンパ管造影を行い，患肢の皮下組織を直接観察できる形成外科の先生方からは，今後様々な新しい知見をいただけると考えている．外科治療の発展のみならず，保存療法の改良のためにも，新しい情報を発信していただきたい．

参考・引用文献

1) 小児慢性特定疾病情報センター https://www.shouman.jp/disease/instructions/16_01_005/, 2020.1.4
2) Consensus Document of the International Society of Lymphology：The Diagnosis and Treatment of Peripheral Lymphedema. Lymphology. **49**：170-184, 2016.
    Summary　国際リンパ学会によるリンパ浮腫に関する合意事項をまとめており，リンパ浮腫に関する基本事項がまとめられている．

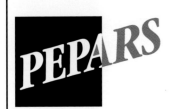

◆特集／むくみ診療の ONE TEAM─静脈？リンパ？肥満？─

リンパ管静脈吻合術(LVA)の最新エビデンスとリンパ管エコーの実際

三原　誠[*1]　原　尚子[*2]　河原真理[*3]

Key Words：リンパ管静脈吻合術(lymphaticovenous anastomosis；LVA)，ICG リンパ管蛍光造影法(indocyanine green lymphography)，リンパ管エコー検査(lymphatic ultrasound)，エビデンス(evidence)

Abstract　リンパ管静脈吻合術(lymphaticovenous anastomosis；LVA)は全国で年間 2,500 件以上実施され，形成外科において一般的な技術となっている．他科医師にも認知されるようになった．今後も LVA が形成外科の一分野として発展するためには，より確実な手術として成長し，エビデンスを蓄積していく必要がある．

文献によると，LVA 後に患肢周径が減少した患者の割合は下肢リンパ浮腫で 47.7%(原発性で 47%)，上肢リンパ浮腫で 74%であった．これは，ICG 蛍光造影検査(±リンパシンチグラフィ)のみを行った結果であり，発展途上の治療成績と言える．

私たちにとって，リンパ管エコーは大きなインパクトがあった．術前に質のよいリンパ管と静脈を見つけておくことで，手術が容易になり，LVA に確かな手応えを得ることができている．手術手技も重要だが，術前検査がもっと大事であることがわかってきた．リンパ管エコーを用いることで，ICG 検査やリンパシンチグラフィでは同定できないリンパ管を探し出し，リンパ管硬化を診断して機能良好なリンパ管を選び出し，それに見合った静脈を同定することが可能となる．

はじめに

リンパ管静脈吻合術(lymphaticovenous anastomosis；LVA)は全国で年間 2,500 件以上実施されており，形成外科領域においては一般的な技術になってきたと言われている．当初(10 年以上前)，私たちが LVA を実施する一番のハイライトはリンパ管をどう見つけるか，何本見つけられるかということであった．この時代，LVA では，たくさん切ってたくさんつないだ方がよいと言われていた[1)2)]．しかし私たちがこれまでに蓄積したデータから，質の悪い集合リンパ管をいくら吻合しても，治療効果は限定的であることがわかって

いる[3)]．では，いかにして「質のよいリンパ管」を吻合するのか．そのために大切なのは，診断と，最近脚光を浴びているリンパ管エコーの活用である[4)5)]．ここでは，LVA に関するエビデンスと私たちの術式の工夫について述べる．

診断の重要性

そもそもリンパ浮腫の確定診断が重要である．四肢の浮腫をきたす疾患はリンパ浮腫だけではなく，むしろそれ以外の疾患による浮腫であった場合は命に関わることも少なくない．リンパ浮腫についてはリンパ管に対する治療が，静脈性浮腫については静脈に対する治療が，廃用性浮腫についてはリハビリや運動療法や圧迫治療が，肥満性浮腫については減量が必要となる．他科医師やコメディカルスタッフに信頼してもらうためにも，曖昧な診断で外科手術を行うことは厳に慎み，適切な治療方針を立てることが重要である．今年度か

*1 Makoto MIHARA，〒151-8528　東京都渋谷区代々木 2-1-3　JR 東京総合病院リンパ外科・再建外科，特任医師
*2 Hisako HARA，同，医長
*3 Mari KAWAHARA，同

表 1. LVA の治療成績

	症例数	平均年齢	周径縮小した患者の割合（%）	違和感の改善率（%）	フォロー期間（月）
上肢リンパ浮腫 David Chang et al. PRS 2010	89	54	74%	96%	30.4 (3〜84)
下肢リンパ浮腫（二次性） Mihara et al. PRS 2016	84	60	47.7%	61.5%	18.3 (6〜51)
下肢リンパ浮腫（原発性） Hara et al. PRS 2015	62	42	47% 11 歳未満：15% 35 歳以上：53%	—	20.3 (5〜54)

上肢リンパ浮腫，二次性下肢リンパ浮腫，原発性下肢リンパ浮腫で治療成績を比較

ら，原発性リンパ浮腫患者に対する弾性着衣も，二次性リンパ浮腫と同様に療養費払いの対象となった．これを乱用することがないよう，保険適用となっているリンパシンチグラフィなどを用いて適切にリンパ浮腫を診断する必要がある[6]．

LVA は実際，治療効果があるのか？

これまでに報告されている LVA の効果についての主な論文を表 1 に示す．

1．上肢リンパ浮腫に対する LVA の治療成績[7]

Chang の報告によると，89 人の二次性上肢リンパ浮腫患者に Supermicrosurgery を用いた LVA を行ったところ，96%で自覚症状の改善，74%で周径の縮小を認めた．平均フォロー期間は30.4か月であった．MD アンダーソンがんセンターのステージ分類で，ステージ1，2では61%で改善を認めた一方，ステージ3，4では17%でしか改善しておらず，リンパ管機能の良好な早期リンパ浮腫の方が治療成績が高かった．

2．下肢リンパ浮腫に対する LVA の治療成績[3]

筆者らの報告によると，84 人の下肢リンパ浮腫患者に対して Supermicrosurgery を用いた LVA を行ったところ，61.5%で自覚症状の改善，47.7%で周径の縮小を認めたが，一方で25%の患者で周径が増加し続けていた．平均フォロー期間は18.3か月であった．国際リンパ学会のステージ分類で，ステージ1では患者の56.7%で周径縮小を認めたのに対して，ステージ3では73.9%で周径縮小を認め，ステージが進んだ患者の方が治療効果が高かった．また，術前に蜂窩織炎の経験があった患者のうち92%において，術後には38.5℃以上の発熱を伴う蜂窩織炎は消失した．この研究にお

いては，1 肢あたりの吻合数が9か所以上に増えても，治療成績はそれ以上向上しなかった．

ただし，この研究においては ICG 検査の方法が現在と異なり，リンパ管エコーも使用していなかったため，術前検査の方法が進歩した現在の LVA では治療成績も向上しているものと考えられる．

3．原発性リンパ浮腫に対する LVA の効果[8]

原らの報告によると，原発性下肢リンパ浮腫 79 肢（62 症例）に対して Supermicrosurgery を用いた LVA を行ったところ，患者の47%で周径の縮小を認めた一方，17%で周径の増加を認めていた．平均フォロー期間は 20.3 か月であった．LVA の効果はリンパ浮腫の発症年齢と関連しており，11 歳未満で発症した患者では，15%で改善，85%で悪化だったのに対し，35 歳以上で発症した患者では，53%で改善，7%で悪化という結果であった．また，乳糜胸腹水，リンパ管奇形などの合併については，11 歳未満発症例において高率に認められた．原発性リンパ浮腫においては，リンパ管の機能異常や形態異常がモザイク状に存在する可能性がある．二次性リンパ浮腫以上に検査を細かく実施することが重要である．

LVA の実際

1．LVA の術前検査

LVA の成否を決めるのは，手術手技そのものというよりも，むしろ術前検査である．術前検査で適切なリンパ管と静脈が同定できていれば，あとは切って縫うだけなのである．特に重症例では機能良好なリンパ管があるかどうかもわからず，あるとしてもリンパ管は深部にあるため，術前検

表 2. リンパ浮腫診療および LVA 術前に用いる画像検査

	メリット	デメリット	メモ
リンパシンチグラフィ	●全身のリンパシステムを評価できる ●アレルギーが関係ない ●2018 年より保険適用	●精度が高くない ●趾間部に 1 か所注射するのみなので，足背の部分的なリンパ機能不全が，全体的な機能不全と誤診される ●リンパ管硬化の評価はできない ●放射線被曝	●世界的にはリンパ浮腫診断のゴールドスタンダード ●多くのエビデンス蓄積あり ●早期像，遅延像の両方撮影することで，リンパ機能をより正確に評価できる
ICG 蛍光リンパ管造影検査	●リンパ管の動きがリアルタイムで評価できる ●Lymphosome に従って複数箇所に ICG を注射することで，多くのリンパ管を描出できる ●ポータブル型で簡便 ●放射線被曝せず，低侵襲	●皮膚から 1 cm の深さまでが検査限界であり，重症例においては，リンパ管が見えない ●リンパ管硬化の評価はできない ●保険適用ではない	●近年，世界中に普及し始め，新しいエビデンスが蓄積されている ●LVA に用いる静脈を同定できるとする報告もあるが，静脈の太さや位置がまちまちで，精度は高くない
リンパ管エコー (高周波 12〜18 MHz)	●ポータブルで実施可能 ●超低侵襲 ●1〜7 cm 程の深さまで観察可能で，重症リンパ浮腫患者でも実施できる ●静脈とリンパ管が同時に評価できる ●リンパ管硬化の診断が可能 ●医師のみならず，コメディカルスタッフも実施可能 ●既に全国の病院に普及している	●リンパ管機能は評価できない ●技術的に難しく，リンパ管が見えるようになるまで少し時間がかかる ●まだエビデンスが少ない	●外科治療のみならず，保存療法においても応用可能で，リンパ浮腫のチームビルディングに使える
リンパ管エコー (超高周波 70 MHz)	●1 cm 程度の深さまでは，とても高精度に観察可能 ●リンパ管やリンパ管の弁まで観察できる ●手背，足背，早期リンパ浮腫患者において有用である	●国内に数台しかない特殊装置が必要 ●1.5 cm より深いところは見えず，下肢リンパ浮腫や重症例における使用は疑問が残る	●高周波エコーと超高周波エコーの組み合わせで，体の隅々まで集合リンパ管や静脈が詳細に観察できる ●新しい展開に期待

査の重要性が増す．LVA の手術手技についてはすでに多数の文献があり，そちらを参照いただきたい．

LVA の術前検査として有用なものを表 2 に示す．この中で，現在私たちが重要視しているのが ICG 蛍光リンパ管造影検査とリンパ管エコー検査であり，手術前日に 30〜90 分かけて検査を行っている（図 1）．術前検査に時間がかかったとしても，そのおかげで手術自体の所要時間は大幅に短縮されるため，総合的に考えると時間短縮になっている．ここでは，当院で行っている下肢リンパ浮腫に対する術前検査の方法について述べる．

2．ICG 蛍光リンパ管造影検査

従来，ICG 検査では第 1 趾間部などの遠位に ICG を注射していた．しかし図 2 に示すように，下肢はいくつかの lymphosome（リンパ灌流領域）に分かれており，第 1 趾間部に ICG を注射した場合には下肢内側領域のリンパ管のみが描出される．下

肢内側のリンパ管機能が低下していた場合，リンパ管の所在がまったくわからないまま LVA に臨むことになる．しかし，その場合にも実は下腿外側，大腿外側の lymphosome には機能良好なリンパ管が残存していることがある．なので私たちは複数の lymphosome に ICG を注射することで，より確実にリンパ管を同定しており，これを multi-lymphosome ICG 検査と呼んでいる[9]．

具体的には，インドシアニングリーン（ジアグノグリーン®：第一三共株式会社）を添付の溶解液で溶解し，第 1 趾間部（内側領域），外顆のすぐ近位（下腿外側領域），膝蓋骨上縁レベルの外側正中（大腿外側領域）の 3 か所に皮下または皮内注射する．注射する量は，1 か所あたり 0.05 ml で十分である．ICG は注射すると比較的疼痛が強いため，当院ではあらかじめ注射部位に 1％リドカイン（1％キシロカイン®）を皮下注射している．それが難しい場合は，添付の溶解液（蒸留水）はなく

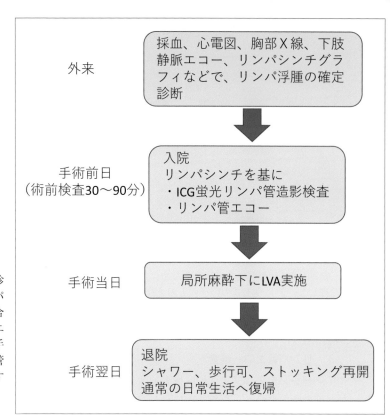

図 1.
当科の診療フロー
外来において，リンパシンチグラフィ，下肢静脈エコー等でリンパ浮腫の確定診断を行う．手術前日に，ICG 蛍光リンパ管造影，リンパ管エコーを実施し，吻合箇所を正確に決定する．吻合箇所のエコー所見をプリントアウトしておき，手術当日は，プリントアウトしたリンパ管エコー画像を確認しながら手術を実施する．手術翌日に退院となる．

5%ブドウ糖液で溶解すると，疼痛がいくらか軽減する．

　ICG を注射した直後に近赤外線カメラ（Photodynamic Eye（PDE），浜松ホトニクス）を用いて観察し，linear pattern とそれに続く dermal backflow の生じるポイントをマーキングする．このポイントの周囲に機能良好で拡張したリンパ管が存在することが多い．Dermal backflow の広がり，つまりリンパ浮腫の範囲を確定するためには，ICG 注射から 2 時間以上経過してから再度 PDE で観察を行う．

　Multi-injection ICG 検査を行うことで，機能良好なリンパ管を同定できる確率が上がり，LVA の効果も高くなる[10]．しかし ICG 検査には欠点もあり，リンパ管硬化の診断ができない．ICG 検査で linear pattern が描出されたとしても，正常リンパ管なのか，リンパ管内圧が上昇して拡張しているのか，硬化しているのかは判定できない．また，LVA に用いる適切な静脈を同定することも困難である．そのため，次のリンパ管エコー検査が必要となる．

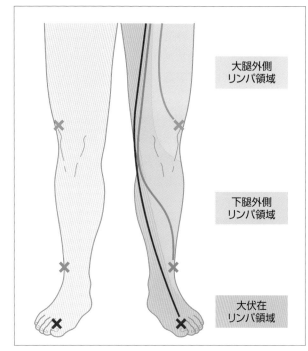

図 2. Multi lymphosome injection（多リンパ領域 ICG 注射法）のイラスト
私たちは，下肢を 3 リンパ領域（lymphosome）に分けて，ICG リンパ管蛍光造影検査を実施している．下肢では第 I 趾間部，外顆近位，膝蓋骨上縁レベルの外側正中の 3 か所に ICG を皮下注射する（×印）．

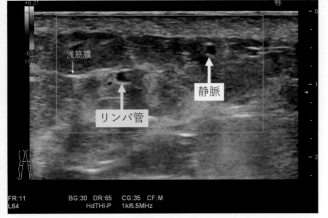

図 3. リンパ管エコー検査の撮影画像
浅筋膜上に皮下静脈，浅筋膜下に集合リンパ管（拡張期）を認める．安定した LVA 手術を実施するために，静脈とリンパ管は近接して，同じサイズの口径のものを探しておく．

3．リンパ管エコー検査[5]

　リンパシンチグラフィ，ICG 検査で大まかにリンパ管の所在がわかったら，次にリンパ管エコー検査を行う．当院では Noblus（日立製作所）という超音波機器で，18 MHz のリニアプローブを使っている．かなりの重症リンパ浮腫であっても，四肢リンパ浮腫のリンパ管，静脈を同定する際にはリニアプローブが適していると思われる．皮下脂肪全層が見えるくらいの深度に設定すると（下肢では 2.5 cm，上肢では 1.5 cm 程度の深度まで見えるようにする），図 3 のような像が得られる．

　エコーでリンパ管を見つける際には，静脈と見分けることが最も重要で，リンパ管の見つけ方のコツは下記の通りである．

　① **浅筋膜直下**：脂肪組織のちょうど真ん中あたりに浅筋膜があり，エコーでは白い薄い線状に見られる．リンパ浮腫患者の下肢では皮膚表面から 1 cm 程度のところにあることが多い．集合リンパ管は浅筋膜の直下にあり，リンパ管壁は高エコー（白），内腔は低エコー（黒）に見える．

　② **ドップラーで色がつかない**：リンパ管はドップラーで色がつかないが，静脈はプローブで押してみた時に色がつくことが多い（細い静脈は色がつかないこともあるので注意が必要）．

　③ **連続性がある**：患者によっては皮下組織にリンパ液が貯留しており，その低エコー領域が邪魔

になってリンパ管が見えにくいこともある．リンパ管の走行に沿ってプローブを遠位，近位へ動かし，連続的に観察される管状のものがリンパ管で，一瞬だけ見える低エコー領域や不整形のものは皮下組織内に貯留したリンパ液である．

　④ **近傍の静脈に合流しない**：リンパ管と思われる脈管を近位に追った時に，近傍の静脈に合流するものはもちろん静脈である．リンパ管は，静脈に近づいた際に静脈を素通りして走行する．

　⑤ **複数本が並走する**：リンパ管は，2〜3 本が癒着した状態で走行することがある．一見穿通枝のように見えるが，穿通枝は拍動し，ドップラーで色がつき，筋層から皮膚へ向かって斜めに走行するのに対し，リンパ管は拍動せず（稀に 30 秒に 1 回程度の蠕動はある），ドップラーで色がつかず，浅筋膜下を水平に走行する．

　一生懸命にエコー検査をしていると，ついプローブを強く皮膚に押し当ててしまうが，圧迫されるとリンパ管や静脈はつぶれて見えなくなるため，ゼリーを多めに使って，プローブで皮膚を圧迫しないように気をつける．また，リンパ管は細く蛇行していることが多いため，長軸像を得ることは難しく，短軸像の方が見つけやすい．そのため，リンパ管の走行に対してプローブが垂直になるように当てる必要があり，図 2 のリンパ管を頭に思い描きながらプローブの角度を調整する．ICG 検査で dermal backflow がはじまるポイントの周囲に機能良好なリンパ管（後述する Ectasis Type のリンパ管）が見られることが多いので，その辺りを中心に探すが，リンパシンチグラフィや ICG 検査でリンパ管が見つかっていない場合は，lymphosome を考えながら下肢全体をくまなく探索し，Ectasis Type のリンパ管を探す．

4．リンパ管エコーと NECST 分類

　超音波検査を使うと，リンパ管硬化の診断が可能となる．キーワードは「リンパ管内圧の上昇」である．私たちは以前，リンパ浮腫患者における集合リンパ管の病理学的解析を行い，4 タイプに分類した（図 4）[11][12]．それぞれの頭文字をとって NECST 分類と呼んでいる．

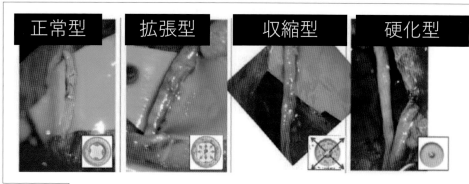

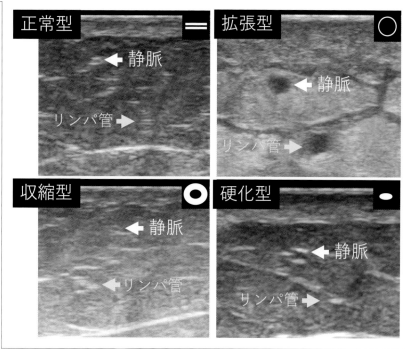

図 4.
集合リンパ管の NECST 分類（正
常型・拡張型・収縮型・硬化型）
と，リンパ管エコー所見の比較

●**Normal type（正常型）**：リンパ管内圧が上昇し
ていない，正常なタイプ．リンパ管は透明感が
あり，直径0.2 mm 程度である．

　エコー所見　浅筋膜にへばりつくように，薄い
横広の楕円形の低エコー領域として観察され
る．リンパ管壁は肥厚していないため，高エ
コーのリンパ管壁はあまり目立たない．

●**Ectasis type（拡張型）**：リンパ管内圧が上昇
し，拡張したタイプ．リンパ管は透明で，直径
0.5～2.0 mm 程度になる．

　エコー所見　楕円というより円形に近くなる．
まだリンパ管壁の高エコーは目立たない．

●**Contraction type（収縮型）**：リンパ管内圧の上
昇が続くと，リンパ管壁の平滑筋層が未分化型
である分泌型になって肥厚し，内腔が狭小化す

る．リンパ管硬化の状態で，外見は白濁してい
る．直径は0.5～1.0 mm 程度である．Podo-
planin 染色でリンパ管内皮細胞が染色されず，
機能不全の状態である．

　エコー所見　内腔は円形の低エコー領域として
観察されるが，Ectasis type と比較すると横幅
も縦幅も小さい．代わりに高エコーのリンパ管
壁が厚くなり目立つ．

●**Sclerosis type（硬化型）**：リンパ管硬化が完成
した状態で，もはや内腔を認めない．外見は白
濁しており，触ると硬く，直径は0.5 mm 程度
である．Podoplanin 染色でリンパ管内皮細胞は
染色されない．

　エコー所見　高エコーのリンパ管壁が円形に観
察される．内腔は見られない．

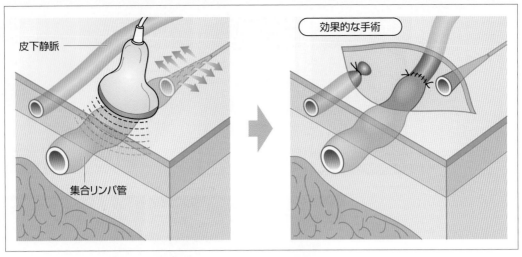

皮下静脈

集合リンパ管

効果的な手術

図 5. 術前検査にリンパ管エコーを用いた LVA のイラスト
リンパ管は部位によって拡張しているところと硬化しているところがあるため，拡張期のものを選択する．LVA に理想的な静脈として，リンパ管と口径が同じくらいか，少し大きな口径が良い．さらには，逆流がない，または，少ない静脈を探す．LVA にとって理想的な集合リンパ管；リンパ管が拡張しており，プローベで皮膚を圧迫した場合に，リンパ管の方がつぶれにくい状態の(吻合する静脈より内圧が高い)最適な部位を探す．

Olszewski[13]，Unno ら[14]によると，健常人における集合リンパ管内圧は 30〜40 mmHg 程度である．リンパ節郭清後には 100 mmHg まで上昇すると言われており，LVA を行うことでリンパ管内圧を低下させることができると考えられる．私たちは以前，Ectasis type のリンパ管を吻合した時に LVA は最も効果が高いと報告しており，リンパ管エコーで Ectasis type のリンパ管を確実に同定することが，LVA の成功につながる[5]．これは，ICG 検査やリンパシンチグラフィでは診断できないポイントである．特に重症例においてはリンパ管エコーが非常に有用で，リンパシンチグラフィや ICG 検査でリンパ管が同定できなかった場合にも，リンパ管エコーで機能良好なリンパ管が見つかることも多い．LVA を行う上で，リンパ管エコーは習得すべき検査であると考える．

またエコーを用いると，LVA に用いる静脈を確実に同定することができる．静脈の太さ，深さ，リンパ管との位置関係などを考えながら，Ectasis type のリンパ管とそれに見合う静脈が近くにあるところを皮膚切開部としてデザインする(図5)．

症 例

症例：62 歳，女性
49 歳時に子宮体癌に対して広範子宮全摘出術，骨盤内リンパ節郭清を行われた．その後下肢リンパ浮腫を発症し，他院で両下肢 LVA，リンパ節移植術を行われたが，症状が改善せず，当院を受診した．右下腿は硬い浮腫状態で象皮様を呈し，周径は 89 cm(対側は 35.6 cm)であった(図6)．右下肢の重量のため杖歩行となり，年 4 回蜂窩織炎を起こしていた．リンパシンチグラフィや ICG 検査でははっきりとしたリンパ管を同定することはできなかった(図7)．

リンパ浮腫療法士による圧迫療法，理学療法士による運動療法を行い，浮腫が軽減したところで外科的介入を開始した．まず局所麻酔下に右下肢 LVA を行った．超音波検査では右下腿に拡張したリンパ管を認め，吻合に用いる静脈も同定した(図8)．術中には Ectasis type のリンパ管を 3 か所吻合した(図9)．LVA 術後，浮腫が改善したため，1 か月後に右下腿の余剰皮膚切除術を行った(全身麻酔)．術後は，創部からのリンパ漏や創離開を防ぐため，リンパ浮腫療法士が中心となって

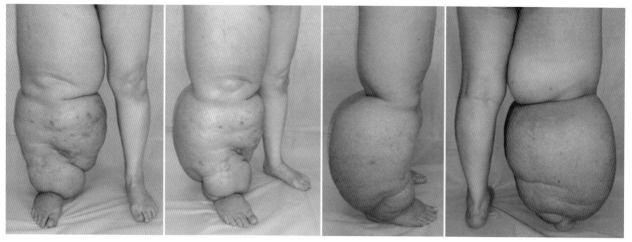

図 6. 超重症下肢リンパ浮腫の代表症例(62 歳, 女性. 子宮体癌術後)

a | b

図 7. ▶

　a：リンパシンチグラフィ画像. 前川分類で右下
　　肢はタイプ 4, 左下肢はタイプ 1
　b：ICG リンパ管蛍光造影検査画像. リンパ管は
　　同定できなかった.

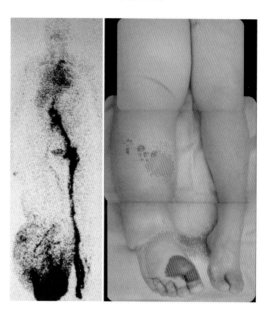

▼図 8.
右下腿のリンパ管エコー画像
Lymphosome に沿ってリンパ管エコー検査を実施する.
多くの拡張したリンパ管を認める. リンパ管の口径に応
じて, 適切な静脈を同定している.

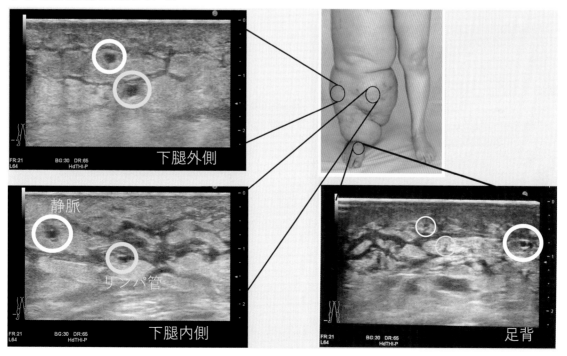

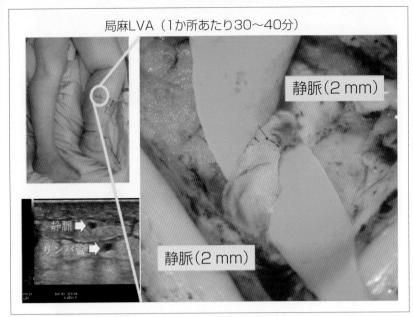

局麻LVA（1か所あたり30〜40分）

静脈（2 mm）

静脈（2 mm）

静脈
リンパ管

図 9.
LVA の術中写真
手術中はリンパ管エコー所見を適宜確認しながら手術を進める．エコーで拡張したリンパ管があったにもかかわらず術中に細いリンパ管が見つかった場合は，エコー所見に合致したものが見つかるまで探す．

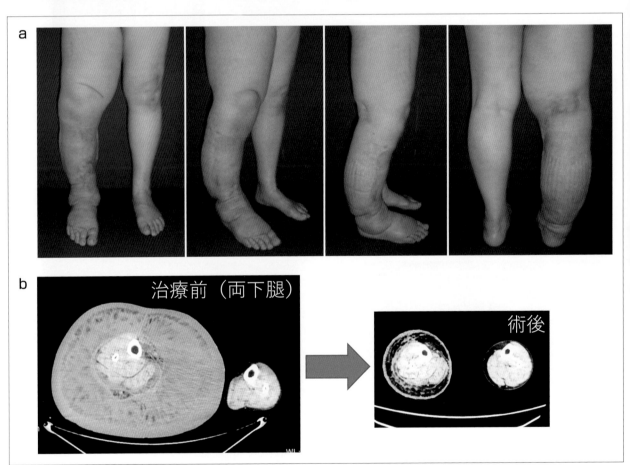

a

b

治療前（両下腿）

術後

図 10．LVA と象皮病根治術後の所見
a：臨床所見
b：CT 所見．治療後の CT では，著明な皮下組織のボリューム減少を認める．

集中的な圧迫療法を行った．術後経過は良好で，蜂窩織炎は起こらなくなり，歩行時の杖も必要なくなった（図10）．

おわりに

本稿ではこれまでのLVAの治療成績と，リンパ管エコー技術の実際について紹介した．以下3点をまとめとさせていただく．

1．診断を制するものが，リンパ浮腫診療を制する！
2．リンパ管エコーを制するものが，LVAを制する!!
3．技術を制するものが，形成外科医人生を制する!!!

―若者へのメッセージ―

私の恩師・光嶋　勲先生（東京大学名誉教授，現・広島大学特任教授）より，「形成外科を長く楽しむために，専門を3つ持ちなさい」とアドバイスをいただきました．1つの専門分野でいっぱしになるまで，15年ほどかかります．そうすると，3つの専門を持つと合計で45年ほどかかります．30歳から1つめの専門を磨いて45歳まで．2つめの専門は45〜60歳，3つめの専門は60〜75歳まで．75歳以後は，これら3つの専門をうまく組み合わせて診療を行うことで，90歳を超えても，一生涯にわたり知的好奇心を持ちながら形成外科に携わることができます．皆さまもぜひ，3つの専門分野の1つとして，リンパ外科を考えてみてはいかがでしょうか？　どの年代から勉強を始めても大丈夫ですし，各年代に合わせた診療が行え，とても面白い疾患です．ぜひ皆さまの形成外科医人生を末永くエンジョイしてください．私自身（45歳）はリンパ外科に加え，他の疾患も次の専門にするべく，着実に準備を進めています！　Just Do it !!

参考文献

1) Koshima, I., et al.：Minimal invasive lymphaticovenular anastomosis under local anesthesia for leg lymphedema：is it effective for stage Ⅲ and Ⅳ？ Ann Plast Surg. 53(3)：261-266, 2004.
　Summary　重症下肢リンパ浮腫に対して，局所麻酔下にリンパ管静脈吻合術を実施した最初の論文．

2) Narushima, M., et al.：The intravascular stenting method for treatment of extremity lymphedema with multiconfiguration lymphaticovenous anastomoses. Plast Reconstr Surg. 125(3)：935-943, 2010.
　Summary　iVAS法を用いてリンパ管静脈吻合術にて安定した成績を報告した論文．吻合本数を増やせば増やすほど，治療成績がよくなることを報告．

3) Mihara, M., et al.：Multisite Lymphaticovenular Bypass Using Supermicrosurgery Technique for Lymphedema Management in Lower Lymphedema Cases. Plast Reconstr Surg. 138(1)：262-272, 2016.
　Summary　下肢リンパ浮腫に対してリンパ管静脈吻合術を行った治療成績を報告．9か所以上の吻合を行っても，治療成績が向上しないことを報告．拡張期のリンパ管を吻合することが治療成績が最大化することを報告．

4) Mihara, M., et al.：Ultrasonography for classifying lymphatic sclerosis types and deciding optimal sites for lymphatic-venous anastomosis in patients with lymphoedema. J Plast Reconstr Aesthet Surg. 71(9)：1274-1281, 2018.
　Summary　一般に普及しているエコー装置（18 MHz）を用いて，集合リンパ管のリンパ管硬化所見を観察した論文．LVAにおける術前検査の有効性を証明．

5) Hayashi, A., et al.：Ultra High-frequency Ultrasonographic Imaging with 70 MHz Scanner for Visualization of the Lymphatic Vessels. Plast Reconstr Surg Glob Open. 7(1)：e2086, 2019.
　Summary　超高周波エコー装置（70 MHz）を用いて，高精度に集合リンパ管を観察した論文．リンパ管内の弁も観察できた画期的な論文．

6) Maegawa, J., et al.：Types of lymphoscintigraphy and indications for lymphaticovenous anastomosis. Microsurgery. 30(6)：437-442, 2010.
　Summary　リンパシンチグラフィの5分類を報告．分類ごとにリンパ管静脈吻合術の治療成績が異なることを証明．

7) Chang, D. W.：Lymphaticovenular bypass for

lymphedema management in breast cancer patients：a prospective study. Plast Reconstr Surg. **126**(3)：752-758, 2010.

Summary　乳癌術後の上肢リンパ浮腫に対するLVA治療の報告．ICG蛍光造影検査を用いてMDアンダーソン分類を提唱．

8）Hara, H., et al.：Indication of Lymphaticovenous Anastomosis for Lower Limb Primary Lymphedema. Plast Reconstr Surg. **136**(4)：883-893, 2015.

Summary　原発性下肢リンパ浮腫に対するLVA治療の成績をまとめた唯一の論文．若年発生症例の成績が悪いことを報告．

9）Hara, H., Mihara, M.：Multi-area lymphaticovenous anastomosis with multi-lymphosome injection in indocyanine green lymphography：A prospective study. Microsurgery. **39**(2)：167-173, 2019.

Summary　ICGの皮下注射部位をLymphosomeに沿って複数箇所行うことで，より多くのリンパ管を見つけることができ，LVAの治療成績が向上することを報告した論文．

10）Hara, H., Mihara, M.：Multilymphosome injection indocyanine green lymphography can detect more lymphatic vessels than lymphoscintigraphy in lymphedematous limbs. J Plast Reconstr Aesthet Surg. **73**(6)：1025-1030, 2020.

Summary　ICGの皮下注射部位をLymphosomeに沿って複数箇所行うことで，より多くのリンパ管を見つけることができ，LVAの治療成績が向上することを報告した続報．

11）Mihara, M., et al.；Pathological steps of cancer-related lymphedema：histological changes in the collecting lymphatic vessels after lymphadenectomy. PLoS One. **7**(7)：e41126, 2012.

Summary　集合リンパ管のリンパ管硬化所見を4つに分類（正常型，拡張型，収縮型，硬化型）した論文．光学顕微鏡および電子顕微鏡による組織科学的な解析を行い，二次性リンパ浮腫の病態を解明した論文．

12）Hara, H., et al.：Comparison of indocyanine green lymphographic findings with the conditions of collecting lymphatic vessels of limbs in patients with lymphedema. Plast Reconstr Surg. **132**(6)：1612-1618, 2013.

Summary　ICGリンパ管蛍光造影検査で観察したLinear pattern部位が，リンパ管硬化所見がそれぞれに異なることを報告した論文．

13）Olszewski, W. L.：Contractility patterns of normal and pathologically changed human lymphatics. Ann N Y Acad Sci. **979**：52-63；discussion 76-79, 2002.

Summary　健康な人，リンパ浮腫の患者さんのリンパ管内圧を，直接内圧測定して，日内変動があることを証明した論文．

14）Unno, N., et al.：A novel method of measuring human lymphatic pumping using indocyanine green fluorescence lymphography. J Vasc Surg. **52**(4)：946-952, 2010.

Summary　ICGリンパ管蛍光造影検査を用い，人のリンパ管収縮内圧を測定法を報告した論文．ICG検査が普及し始めた端緒の論文．

PEPARS No.164 : 45-52, 2020

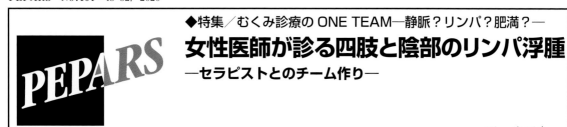

◆特集／むくみ診療のONE TEAM─静脈？リンパ？肥満？─

女性医師が診る四肢と陰部のリンパ浮腫
─セラピストとのチーム作り─

原　尚子*

Key Words：陰部リンパ浮腫(genital lymphedema)，リンパ管静脈吻合術(陰部)(lymphatico-venous anastomosis (genital region))，多職種連携チーム医療(interdisciplinary medicine)，ICGリンパ管蛍光造影法(indocyanine green lymphography)，リンパ管エコー検査(lymphatic ultrasound)，リンパ浮腫療法士(lymphedema therapist)

Abstract 1. 下肢リンパ浮腫患者の約60％に陰部リンパ浮腫を伴う．陰部リンパ浮腫，リンパ小疱の病態は，皮下組織，リンパ管内のリンパ液貯留である．根本的治療としてはリンパ管内圧上昇を是正する必要がある．そのために，その浮腫の原因となっているリンパ管を確実に同定し，LVAを行う．陰部浮腫の原因となるリンパ液は，下肢から流入するタイプと肛門部から流入するタイプがあり，LVAを行う部位が全く異なるいずれのタイプかを，ICG検査リンパシンチグラフィなどで同定することが重要である．

2. リンパ浮腫の診療においてはチーム医療が不可欠であるが，多職種がチームとして機能することの難しさもある．熱意のあるスタッフが集まるほど衝突も起こりやすいが，タックマンモデルにおける「混乱期」を乗り越えてこそ，強力なチームとなる．異なる職種の理念，得意分野，仕事内容を理解し，リスペクトすることが重要と考えられる．

陰部リンパ浮腫

1．はじめに

上肢，下肢リンパ浮腫と比較して，陰部リンパ浮腫は見逃されやすい．学術の場でも話題にのぼることが少ない．さらに，患者が困っていても医療者に相談しにくいと感じていることもある．下肢リンパ浮腫患者47人で調査を行ったところ，28人(59.6％)に陰部浮腫の症状またはICG検査でのリンパ液貯留を認めた[1]．また別の研究で，陰部リンパ浮腫のある患者31人中9人(29.0％)，陰部リンパ小疱のある患者4人中3人(75.0％)でMRSAなどの薬剤耐性菌が陰部皮膚から検出された[2]．陰部リンパ小疱はびらんになり疼痛を伴うことがある(図1)．また，後述するようにリンパ小疱とは拡張したリンパ管そのものであるため，破れると多量のリンパ液が漏出する．さらには蜂

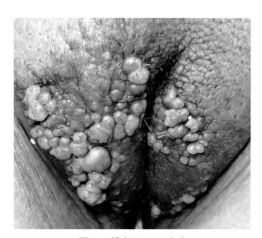

図 1. 陰部リンパ小疱
両側大陰唇に多数の小水疱が生じている．

窩織炎を頻回に発症することが多く，抗生剤の多用が薬剤耐性菌の存在と関係する可能性がある[3]．

このように，陰部リンパ浮腫は珍しくもなく，無視してよいものでもない．しかし，上肢，下肢リンパ浮腫のように単純な病態ではなく，治療に難渋することも多い．これまでに私たちが蓄積し

＊ Hisako HARA，〒151-8528　東京都渋谷区代々木2-1-3　JR東京総合病院リンパ外科・再建外科，医長

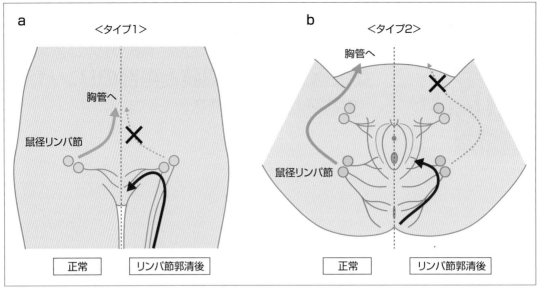

図 2. 陰部周囲のリンパ流の方向
a：通常，下肢からきたリンパ液は鼠径リンパ節，骨盤内リンパ節を経由して胸管へ
　流出する．陰部のリンパ液も同様に鼠径リンパ節を経由して胸管へ流出する．骨盤
　内リンパ節郭清後にはこの経路が阻害され，下肢からきたリンパ液が鼠径リンパ節
　を経由して陰部へと逆流する（タイプ 1）．
b：通常，肛門部，殿部からきたリンパ液は鼠径リンパ節を経由して胸管へ流出する．
　骨盤内リンパ節郭清後には，このリンパ液が鼠径リンパ節を経由して陰部へ逆流す
　る（タイプ 2）．

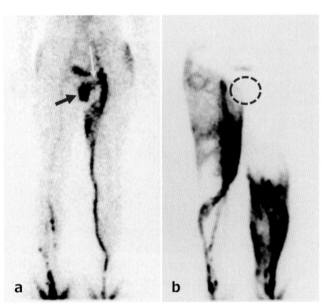

図 3. 陰部浮腫患者のリンパシンチグラフィ所見
a：左下肢のリンパ流は鼠径リンパ節を経由して
　陰部へ逆流し（黄色矢印），陰部に放射性同位体
　の貯留を認める（赤色矢印）（タイプ 1）．
b：陰部に放射性同位体の貯留を認めない（タイ
　プ 2）．

てきた，陰部リンパ浮腫，リンパ小疱についての
知見を紹介する．

　2．陰部リンパ浮腫の病態，検査

　陰部で産生されたリンパ液は，通常，鼠径リンパ
節を通って胸管へと流出する（図 2-a）．同様に，下
肢からのリンパ液も鼠径リンパ節を通って胸管へ
流出する．ところが，子宮癌や卵巣癌の治療で骨盤
内リンパ節郭清が行われると，鼠径リンパ節から
の流出路が阻害され，下肢からのリンパ液が鼠径
リンパ節を経由して陰部へと逆流する（タイプ 1）[5]．

　もう 1 つ，肛門部，殿部で産生されたリンパ液
も通常は鼠径リンパ節を通って胸管へと流出する
（図 2-b）．骨盤内リンパ節郭清が行われると，胸
管への流出路が阻害され，肛門からのリンパ流は
鼠径リンパ節を経由して陰部へ逆流する（タイプ 2）．

　タイプ 1 の場合，リンパシンチグラフィや ICG
検査で薬剤を下肢に注射すると陰部に薬剤の貯留
が認められる（図 3-a）．下肢リンパ浮腫に対して
圧迫療法や用手的リンパドレナージを行うと，陰
部に流入するリンパ液が増加し，陰部浮腫が悪化

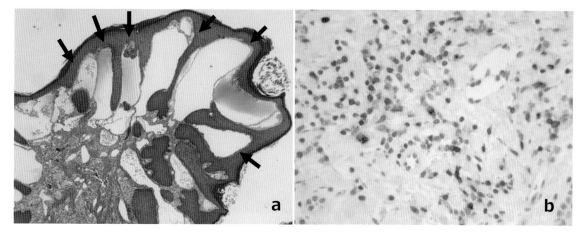

図 4. 陰部リンパ小疱の病理所見
　a：表皮直下，真皮乳頭部に拡張したリンパ管を多数認める(矢印)
　　(HE 染色).
　b：拡張したリンパ管周囲に著明なリンパ球浸潤を認める(CD4 染色).

することがある．一方，陰部に浮腫があったとしてもタイプ2の場合は陰部に薬剤は貯留しない(図3-b)．この場合は下肢の保存療法で陰部浮腫が悪化することは少ないと考えられる．また，タイプ2の場合は，肛門部や殿部にICGを注射すると陰部の浮腫部に流入するリンパ管を同定することができる[4)6)7)]．肛門部のICG注射は，全身麻酔手術の際に行っている．

3．陰部リンパ小疱の病理

　陰部リンパ小疱を切除して病理検査を行うと，真皮乳頭部に拡張したリンパ管が認められる[3)8)](図4-a)．リンパ管内にリンパ液が貯留したためにリンパ管内圧が上昇し，リンパ管拡張が起こっていると考えられる．皮膚表面に見えているものだけでなく，真皮内にも多くの拡張したリンパ管が見られる．つまり，皮膚の表面に現れているリンパ小疱は氷山の一角であり，リンパ小疱を切除してもすぐに再発するのは，真皮内に隠れていたリンパ小疱予備軍が拡張して表在化しているものと考えられる．

　また，拡張したリンパ管の周囲には著明なリンパ球の浸潤を認める(図4-b)．通常リンパ球浸潤は炎症の存在を示すが，リンパ小疱の部位では，発赤などの臨床的な炎症所見がないにもかかわらず，病理学的には炎症所見を示す．このリンパ球浸潤が，リンパ浮腫の炎症性疾患としての側面を

示しており，頻発する蜂窩織炎や脂肪組織の線維化などに関与している可能性がある．

4．陰部リンパ浮腫，リンパ小疱の治療

　陰部リンパ浮腫，リンパ小疱に対しては，まず圧迫療法を行う．ガードルや下腹部まで圧迫力のあるパンティストッキングタイプの弾性ストッキングを着用し，それでも不十分な場合は陰部圧迫用のパッドを併用することもある．保存療法のみで改善しない場合は手術を検討する．

　陰部リンパ浮腫，リンパ小疱の根本的な病態はリンパ管内や皮下組織におけるリンパ液の貯留である．このため，リンパ管内圧上昇という根本的な病態を治療せずにリンパ小疱切除術やレーザー焼灼のみを行っても，1～2か月の短期間でほぼ100％再発する．陰部リンパ浮腫の治療，リンパ小疱切除後の再発予防にはLVAを行うが，その浮腫やリンパ小疱の原因となっているリンパ管を確実に同定することが重要である．

　タイプ1の場合，下肢でLVAを行う．リンパシンチグラフィやICG検査で下肢リンパ管を同定すれば，そのリンパ流が陰部まで連続しているため，通常どおり下肢LVAを行う．この場合，陰部リンパ小疱切除術および下肢LVA後のリンパ小疱再発率は33.3％である(平均フォロー期間19.2か月)[4)]．

　一方タイプ2の場合，肛門部または殿部にICG

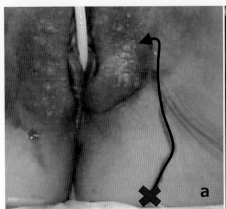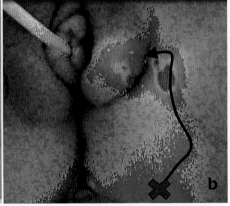

図 5.
タイプ 2 の場合の ICG 検査所見
肛門部，殿部に注射したICGが陰部リンパ小疱に向かって流入している．赤いバツ印は ICG 注射部位，黒矢印は ICG の流路を示す．
 a：臨床写真
 b：ICG 検査所見

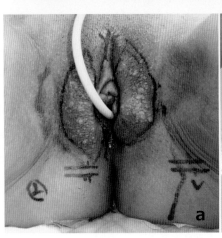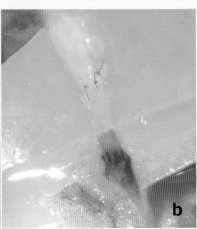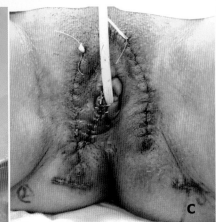

図 6．陰部リンパ小疱の手術所見
両側大陰唇，右小陰唇のリンパ小疱切除術，両側 LVA を行った．
 a：術前デザイン．赤線は ICG 検査で認めたリンパ管を示す．
 b：LVA の術中写真
 c：手術終了時．一期的に閉創し，両側陰部皮下にペンローズドレーンを 1 本ずつ留置している．

を注射すると陰部リンパ小疱に向かって流入するリンパ管が描出される（図5）．超音波検査で近傍の静脈を同定し，LVA を行う（図6-a，b）[9]~[13]．陰部は皮下脂肪が少なく，真皮のような線維組織が比較的深部まで連続している．その中にリンパ管と静脈が存在するため，超音波で観察しにくい場合もあるが，根気強く探す．

　陰部リンパ小疱はほとんどの場合自然消退しないため，切除術を行う．切除することで，びらんによる疼痛がなくなり，蜂窩織炎が起こりにくくなり，陰部に水疱があるという精神的苦痛から解放される．切除術では，見える限りのリンパ小疱を切除するようにする．小さなリンパ小疱が離れた位置に点在することもあるが，切除せずに残すと，術後早期にそのリンパ小疱が急速に増大する

ことがあるので，できるだけ全切除した方がよいと考えている．病理所見からわかるように拡張したリンパ管は表皮直下に存在するので，これを切除する程度の層で切除している．通常の皮膚腫瘍のように「脂肪織浅層」で切除しようとしても，真皮から連続する厚い線維組織があるため，層の判別は困難である．切除したあとは電気メスまたはバイポーラーで止血と同時にリンパ漏もしっかり焼灼する．出血と比較して創内のリンパ漏は見つけにくいが，ガーゼで創内の浸出液を拭き取り，周囲と比較して透明な液体が多く浸出してくる部位（リンパ管が開口している可能性が高い）を中心にしっかり焼灼する．必要に応じてペンローズドレーンを留置して，リンパ漏にならないようしっかりと閉創する（図6-c）．

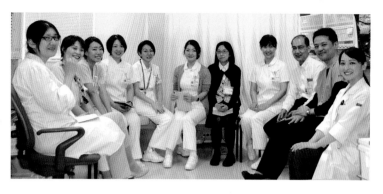

図 7.
多職種カンファレンスの様子
医師, 看護師, あん摩マッサージ指圧師, 理学療法士, 医事課スタッフなどが参加し, 情報共有や様々な問題についての議論を行っている.

5. 陰部リンパ浮腫, リンパ小疱のまとめ

　陰部リンパ浮腫, リンパ小疱の病態は, 皮下組織, リンパ管内のリンパ液貯留である. 圧迫療法や切除術で対症療法を行うことができるが, 根本的にはリンパ管内圧上昇を是正することが必要である. そのために, 症状の原因となっているリンパ管を確実に同定し, LVA を行う. 陰部リンパ浮腫, リンパ小疱は, 羞恥心から患者が隠しがちな病変であるが, 陰部リンパ小疱は頻発する蜂窩織炎の原因となっていることが多く, 看過してよいものではない. 特に蜂窩織炎を頻発している患者においては, 医療者の方から積極的に陰部浮腫, リンパ小疱がないか患者に確認する必要がある.

リンパ浮腫のチーム医療

1. はじめに

　リンパ浮腫の診療には, 多くの職種が関わることがあり, また多くの職種が関わった方が治療の到達点も高い. リンパ浮腫診療においては「チーム医療」が不可欠であることを日々実感している. しかし, 同時にチーム医療の難しさを目の当たりにすることも多い. ここでは, チーム医療の力が最も発揮される入院保存療法を例にしながら, 私たちのチーム医療について紹介する.

2. 入院保存療法の流れ

　当院では, 重症リンパ浮腫患者, 遠方に居住していて通院治療が困難な患者などを対象に, 約4週間の入院保存療法を行っている. 私たちが大事にしているのは, 入院中に細い足になることではなく, 退院後にリバウンドしないようなセルフケアを確立することである. セルフケアは圧迫療法, 運動療法, 体重コントロールを含み, 医師, リンパ浮腫療法士チーム(看護師, あん摩マッサージ指圧師), リハビリチーム(理学療法士, 作業療法士)が相談しながら治療を組み立てている.

A. 入院前の外来

　医師が入院保存療法の適応と考える患者がいると, リンパ浮腫療法士も外来で面談を行う. その後の多職種カンファレンスで, 患者自身にセルフケアを習得する意思, 認知機能, 体力があるか, セルフケアが難しい場合はどのような在宅ケアが利用できるのかなどについて検討を行う. 場合によっては, リンパ浮腫療法士がケアマネージャーや訪問看護師などと連絡を取り, 退院後のケア体制を整えてから入院を決定する.

B. 入院後の介入

　毎日1時間程度リンパ浮腫療法士による用手的ドレナージ, 圧迫療法の指導を行う. リハビリチームは1日20分程度の運動療法を行うが, この時にも「退院後に続けられる運動を入院中に練習する」という観点で運動内容を選択する. その他に筋力トレーニングや歩行訓練などの自主トレーニングも行う. 治療内容は患者毎に異なり, 対応するスタッフも日替わりになるため, 「セルフケアノート」という冊子に患者自身が治療内容, 体重, トレーニング内容などを記録し, 多職種の誰もが簡単に確認できるようにしている. セルフケアノートは退院後も使用し, 外来時に体重や運動内容を確認する. 運動機能や認知機能をみながら, 可能な患者は当院に隣接しているスポーツクラブを利用して自主トレーニングをしている.

C. 多職種連携

　このように多くのスタッフが関わるため, 週1回多職種カンファレンスを行い, 治療の進捗について情報共有を行っている(図7). また, 週に1回自由参加の勉強会を行っており, 医師, 看護師,

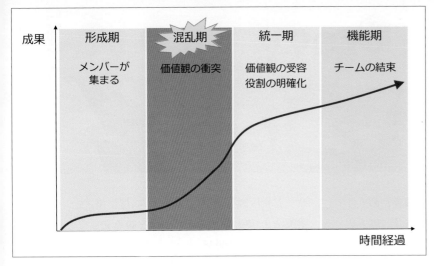

図 8.
チームビルディングにおけるタックマンモデル
チームメンバーが集まる形成期の次に，メンバー同士の理念や主張がぶつかり合う混乱期が訪れる．できるだけ速やかに混乱期を乗り越えて，お互いの価値観を受け入れ合う統一期に移行していくことで，メンバー同士が衝突せずに効率的に動くチームとして機能するようになる．

理学療法士，作業療法士，あん摩マッサージ指圧師，管理栄養士，医療事務スタッフなどが参加している．持ち回りで論文（リンパ浮腫のみならず，運動，癌治療，食事療法，音楽療法などまで）を紹介し，その内容や，自分たちの診療に照らし合わせたときの改善点などについて話し合う．徐々に参加メンバーが増え，時間も忘れて多職種で活発な議論を行っており，正直なところ見ていて不思議なくらいである．

3．科学的視点の共有

多職種が関わる中で，私たちが特に重要視していることが「科学的視点をもつこと」である．たとえば，リンパ浮腫療法士が「圧迫療法は結構強めに行っていますが，もう少しもっちりしたところが残っています」と言ったとすると，これは他の職種には伝わりにくい．保存療法のエビデンスが蓄積されない要因の1つでもあると思う．もちろん触診は重要な診察の1つであるが，私たちのチームでは科学的視点，つまり客観的な画像所見や数字をもとに議論を行うようにしている．

浮腫の程度は，医師の監督のもとでリンパ浮腫療法士が超音波検査を使って評価する．圧迫療法を行う際には PicoPress® という圧力計を使い，どのセラピストが関わっても同じ圧迫圧になるようにしている．リハビリチームは6分間歩行テスト，大腿四頭筋筋力測定などを行い，その結果によってリハビリ内容を調整する．すると，先ほどのリンパ浮腫療法士の発言は「立位で 70 mmHg の圧迫療法を行っていますが，まだエコーでは脂肪組織深部にリンパ液の貯留を認めます」と変わる．正確な情報共有のため，また医療者自身の技術向上・安定化のためも有用な手段である．

4．チーム医療の難しさを越えるために

チームビルディングに関する理論に，タックマンモデルがある（図 8）．タックマンモデルでは，チームメンバーが集まる「形成期」，メンバーの意見や正義がぶつかり始める「混乱期」，チームの方向性が定まる「統一期」，メンバーそれぞれが衝突せずに1つの目的に向かって効率的に進む「機能期」の4期がある．混乱期を避けるのではなく，できるだけ早く混乱期を乗り越えて統一期に到達するのが重要で，そのためにはリーダーの存在が不可欠である．リーダーの職種は何でもよいと思うが，できれば医師が望ましいと考える．チームとして機能するためには，リーダーが定めた方向性に従ってもらう必要がある場面もあり，また「科学的視点」を教育していく必要性からも，医師がリーダーとなるのがスムーズなのではないかと考える．

熱意のあるスタッフが集まるほど混乱期は必ず生じるが，混乱期を乗り越えるために私たちが大切にしていたことは，お互いをリスペクトすることである．それはそれぞれの職種に任せきりにするということではない．スタッフからの提案が主観的すぎたり，科学的に効果を判定しにくいものであったりする場合は，再勉強，再検討を促す．そのために，医師も保存療法について日頃から勉強し，議論ができるようにしている．また，他職種のスタッフにも ICG 検査，超音波検査の実施や補

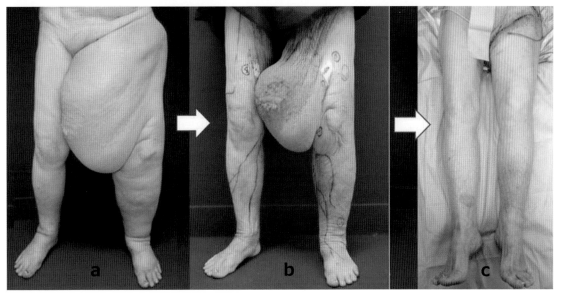

図 9. 症例：92 歳，女性

a：初診時．先天性リンパ浮腫のため，左大腿周径は 92 cm であった．乳糜胸水も併発していた．
b：心機能などの全身状態，胸水の状態に悪化がないことを確認しながら下肢 LVA，緩徐な圧迫療法を行い，左下肢リンパ浮腫は軽減した．下垂した余剰皮膚のため，圧迫療法が困難になっていた．
c：腰椎麻酔下に左大腿余剰皮膚切除術を行った．術後はリンパ浮腫療法士による圧迫療法，理学療法士によるリハビリを積極的に行った．

（文献 14 より転載）

助，手術見学をしてもらい，外科医が何を考えて治療を行っているのかを理解してもらっている．このように，お互いの仕事内容を理解し，隣の医療者が何を得意とするのかを知り，常にお互いにブラッシュアップを続けることで，混乱期を乗り越え，チームとして機能するようになったと考えている．

多職種でチームを形成していく上で感じたのは，同じ「医療職」と言えど，職種が違えば言葉も違うし文化も違う，理念も違うということである．理念が違えば一度は混乱が起こるが，見ているものが違うからこそ，お互いの長所を持ち寄って医療を行うことでより大きな成果が上げられる．私は女性医師であるが，リンパ浮腫診療に関わるスタッフは女性が多く，患者も女性がほとんどで，女性医師だからこそ，その輪に入って行きやすいのは利点だと思っている．

症　例：92 歳，女性[14]．先天性左下肢リンパ浮腫，乳糜胸

左下肢リンパ浮腫は巨大で，大腿周径は 92 cm であった（図 9）．下肢圧迫療法により乳糜胸の悪化をきたす可能性があったため，まず下肢 LVA

を行いリンパ液の排出路を作ってから，リンパ浮腫療法士が中心となってゆるやかに圧迫療法を行った．その後，乳糜胸水は消退し，医師，看護師，理学療法士，あん摩マッサージ師，医療秘書で何度もカンファレンスを重ね，患者本人の強い希望もあり，腰椎麻酔下に左大腿余剰皮膚の切除術を行った．周術期に大きな問題はなく，手術後はリンパ浮腫療法士による圧迫療法と理学療法士，作業療法士によるリハビリを積極的に行った．初診時に硬かった表情は明るくなり，青春時代に諦めていたズボンをはいてみたり，サッカーボールを使った運動を楽しんだりしていた．退院後もデイケアなどに通い，経過良好である．

最後に

リンパ浮腫診療は面白い．治療法が完成されておらず，自分達で確立していく過程にあるというのは，難しい点でもあり大きな魅力でもある．また，勉強すべき分野は多岐にわたっており，知的好奇心が尽きることはなく，「足を細くするには？　効率よく痩せるには？　運動すると体はどう変わる？」など身をもって試しつつチームで

ディスカッションし，患者さんへ還元することで成果が出るのも楽しい．実は，病院内の多職種連携だけでなく，院外のリンパ浮腫専門クリニックや治療院との連携も非常に重要であり，世界が広がっていく．たくさんの先生方にリンパ浮腫診療に興味をもっていただけると嬉しく思う．

参考文献

1) Hara, H., Mihara, M.：Indocyanine green lymphographic and lymphoscintigraphic findings in genital lymphedema-genital pathway score. Lymphat Res Biol. **15**(4)：356-359, 2017.
Summary 陰部リンパ浮腫のICG検査所見，リンパシンチグラフィ所見についての文献．

2) Hara, H., Mihara, M.：Bacterial flora in the genital area of patients with lower limb lymphedema. Lymphat Res Biol. **18**(1)：31-34, 2020.
Summary 陰部リンパ浮腫患者の陰部皮膚における細菌叢についての文献．

3) Hara, H., et al.：Pathological investigation of acquired lymphangiectasia accompanied by lower limb lymphedema：lymphocyte infiltration in the dermis and epidermis. Lymphat Res Biol. **14**(3)：172-180, 2016.
Summary 陰部リンパ小疱の病理学的所見についての文献．

4) Hara, H., Mihara, M.：Treating and preventing recurrence of recurrent genital acquired lymphangiectasia using lymphaticovenous anastomosis at genital area：A case report. Microsurgery. **40**(3)：399-403, 2020.
Summary 陰部リンパ浮腫，リンパ小疱に対して，肛門部から陰部に流入するリンパ管を同定してLVAを行ったことを報告した文献．

5) Hara, H., Mihara, M.：Lymphaticovenous anastomosis and resection for genital acquired lymphangiectasia(GAL). J Plast Reconstr Aesthet Surg. **71**(11)：1625-1630, 2018.
Summary 陰部リンパ小疱切除後の再発予防にLVAが有効であることを報告した文献．

6) Hara, H., Mihara, M.：Multi-area lymphaticovenous anastomosis with multi-lymphosome injection in indocyanine green lymphography：A prospective study. Microsurgery. **39**(2)：167-173, 2019.
Summary 複数のlymphosomeにICGを注射す

ることで，LVAの効果が向上することを報告した文献．

7) Hara, H., Mihara, M.：Multilymphosome injection indocyanine green lymphography can detect more lymphatic vessels than lymphoscintigraphy in lymphedematous limbs. J Plast Reconstr Aesthet Surg. **73**(6)：1025-1030, 2020.
Summary 複数のlymphosomeにICGを注射する手法を報告した文献．

8) Hara, H., et al.：Therapeutic strategy for lower limb lymphedema and lymphatic fistula after resection of a malignant tumor in the hip joint region：a case report. Microsurgery. **34**(3)：224-228, 2014.
Summary 大腿部のリンパ小疱に対する治療戦略について報告した文献．

9) Czedik-Eysenberg, M., et al.：Exclusive use of ultrasound for locating optimal LVA sites—A descriptive data analysis. J Surg Oncol. **121**(1)：51-56, 2020.
Summary LVAの術前検査としてのリンパ管エコー検査の有用性を報告した文献．

10) Hara, H., Mihara, M.：Usefulness of preoperative echography for detection of lymphatic vessels for lymphaticovenous anastomosis. SAGE Open Med Case Rep. **5**：2050313X17745207, 2017.
Summary LVAの術前検査としてのリンパ管エコー検査の有用性を報告した文献．

11) Mihara, M., et al.：Ultrasonography for classifying lymphatic sclerosis types and deciding optimal sites for lymphatic-venous anastomosis in patients with lymphoedema. J Plast Reconstr Aesthet Surg. **71**(9)：1274-1281, 2018.
Summary リンパ管エコー検査で集合リンパ管の拡張，硬化などの診断ができることを報告した文献．

12) Hara, H., et al.：Indication of Lymphaticovenous Anastomosis for Lower Limb Primary Lymphedema. Plast Reconstr Surg. **136**(4)：883-893, 2015.
Summary 原発性リンパ浮腫に対するLVAの効果について報告した文献．

13) Mihara, M., et al.：Lymphaticovenular anastomosis to prevent cellulitis associated with lymphoedema. Br J Surg. **101**(11)：1391-1396, 2014.
Summary リンパ浮腫に伴う蜂窩織炎の予防に，LVAが効果的であることを報告した文献．

14) 三原　誠：リンパ浮腫をどげんかせんといかん！日本医事新報. **5011**：3, 2020.

PEPARS No.164：53-59, 2020

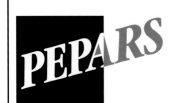

◆特集／むくみ診療の ONE TEAM―静脈？リンパ？肥満？―

リンパ疾患に対するカテーテル治療

山本　真由*

Key Words：画像下治療(IVR)，胸管塞栓術(thoracic duct embolization)，乳び胸水(chylothorax)，乳び腔瘻(chylocolporrhea)，タンパク漏出性胃腸症(protein losing enteropathy)，逆行性胸管塞栓術(retrograde thoracic duct embolization)

Abstract　　　リンパ漏は様々な原因で生じ，術後性リンパ漏の多数は保存的治療で治癒が得られるが，特発性リンパ漏症例や，術後性リンパ漏の一部では時に難治となる．近年，リンパ節からリピオドールを投与するリンパ管造影が報告され，リンパ管造影が容易になった．
　リンパ管疾患に対する治療のアプローチ方法として，①リンパ管を塞栓する，②リンパ管を静脈にシャントさせる，の2つの方法がある．私は放射線科医であるので，塞栓することによりリンパ管疾患にアプローチしている．この治療は，①リンパ管造影，②造影されたリンパ管を透視化に穿刺し，カテーテル挿入，③リンパ管塞栓，の3つのステップにより試行している．本稿では，これらの方法を用いて，様々な病態で生じたリンパ漏の病因を解明し，治療する方法を自験例をもとに紹介する．

はじめに

　我々放射線科医は，形成外科医と異なり直視下に治療をすることはなく，X線や超音波を用いてリンパ管，リンパ節，胸管を穿刺して画像診断および治療を行う．

　これまで，放射線科医がリンパ管疾患と関わることと言えば，リンパ管シンチグラフィがほとんどであり，いわゆるリピオドールを用いた古典的リンパ管造影 Kinmonth 法[1]は年配の放射線科医のごく一部が施行できるのみであった．近年，リンパ管へのカニュレーションが必須であったリンパ管造影が，リンパ節穿刺で代用できることが知られることとなり技術的な難易度が格段に下がってきた．我々は2013年からこの技術を用いて，様々なリンパ漏(乳び胸水，乳び腹水，肝性リンパ漏，鼠径リンパ漏，リンパ浮腫，乳び腔瘻，乳び尿，タンパク漏出性胃腸症等)の治療を行ってきた．本稿では，自験例をもとに我々の治療方法を紹介し，他診療科との連携について述べる．

最新のリンパ管治療の方法

　リンパ管治療は皮膚の上から可視化することがスタートである．方法として，形成外科の先生になじみのあるインドシアニングリーン(ICG)を用いたリンパ路の評価を用いることもあるが，我々は超音波でリンパ節を同定し，経皮的に超音波ガイド下でリンパ節を穿刺しリピオドールを注入することによりリンパ管〜胸管〜静脈角までの動態を可視化している．上記の ICG 蛍光リンパ管造影による検査は，主に表在のリンパ路の評価に有用であるが，リピオドールによる評価は，深部のリンパ路も評価可能である点で異なっている．

　リンパ管塞栓術は，基本的に①リンパ造影，②カテーテル挿入，③塞栓の3ステップにより治療を行う[2]~[4]．

＊　Masayoshi YAMAMOTO，〒173-8606　東京都板橋区加賀 2-11-1　帝京大学放射線科学講座，講師

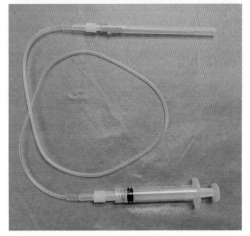

図1. 23 G のカテラン針を，エクステンションチューブと 2.5 ml シリンジでつないだものを用いている.

① リンパ管造影

穿刺針をシリンジにつないだだけのシンプルなシステム（図1）を用いて，主に鼠径リンパ節を同定して穿刺する（図2）[2]. リンパ節は数 mm 大から穿刺可能であり，注入されたリピオドールは輸出リンパ管から腰リンパ本幹を描出し，胸管から静脈角まで評価を行うことができる（図3-a〜c）. なお，リンパ管には弁構造があるため，肝リンパや，腸リンパ管の描出は得られない. もしもこれらのリンパ管が描出された場合は，リンパ液の逆流が生じていることを意味しており，リンパ管機能不全を伴っている可能性が高い.

術後性乳び胸水，術後性リンパ性腹水症例であれば，自験例では 90% 以上で漏出部の同定ができる.

② リンパ管内へのカテーテル挿入（図3-d）

造影剤が胸管内に到達し，L1-2 レベルに限局性に拡張した構造が見えたら，乳び槽である. この構造を，21 G Chiba 針で透視下に穿刺するが，穿刺経路には大動脈や下大静脈，膵臓，肝臓，結腸，小腸，腸管膜など様々な臓器があり実際刺すことになるものの，穿刺針が細いため重篤な合併症はない. 穿刺に成功した場合，穿刺針から白濁したリンパ液が確認できる. この穿刺針からガイドワイヤーを挿入し，胸管内に十分に入った後，マイクロカテーテルを胸管内に入れることができる.

③ 塞栓（図3-e, f）

胸管内に挿入されたカテーテルを造影すると，損傷部位が同定できるため，金属コイルや液状塞栓物質であるヒストアクリルを用いて胸管を鋳型状に塞栓する. 胸管を塞栓することにより，一時的に下半身のむくみが生じることがあるが，通常，数日で改善し重篤になることはない.

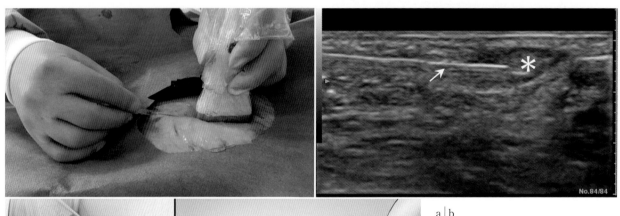

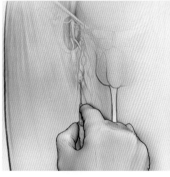

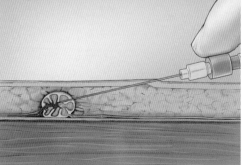

a	b
c	

図2.
a：エコーガイド下リンパ節穿刺
b：リンパ節を穿刺している図
　＊：リンパ節，矢印：23 G 穿刺針
c：文献2の図を一部改変したシェーマ

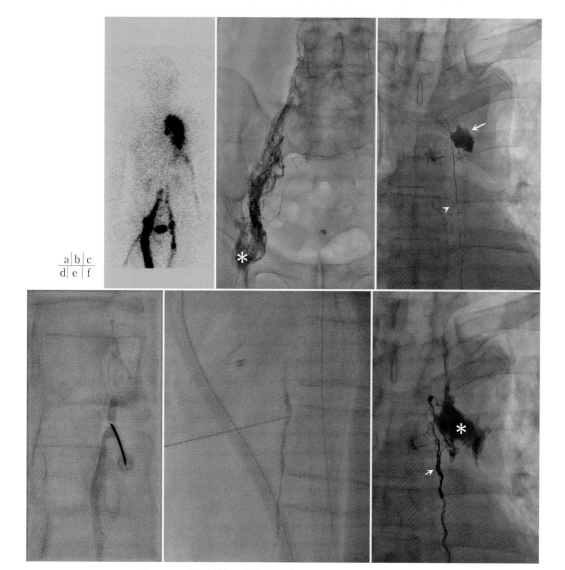

図 3. 60代，男性．食道癌術後性乳び胸水（1,500 ml/day）
胸水出現後に保存的治療を行ったが治療効果がなく，胸管塞栓術の
依頼．塞栓術後，速やかに乳び胸水は消失した．
 a：リンパ管シンチグラフィー：左胸腔内に集積を認め，乳び胸
  水と考える．
 b：右鼠径リンパ節（＊）からのリンパ管造影．網状の正常構造の
  リンパ管が描出されている．
 c：胸管（矢頭）と，漏出したリピオドール（矢印）
 d：正面像．21 G Chiba 針で乳び槽を穿刺している．
 e：側面像．21 G Chiba 針で乳び槽を穿刺している．
 f：穿刺後，マイクロカテーテルを胸管内に進め，漏出部（＊）近
  傍から胸管内のコイル塞栓を行い，止血をしている．矢印はコ
  イル

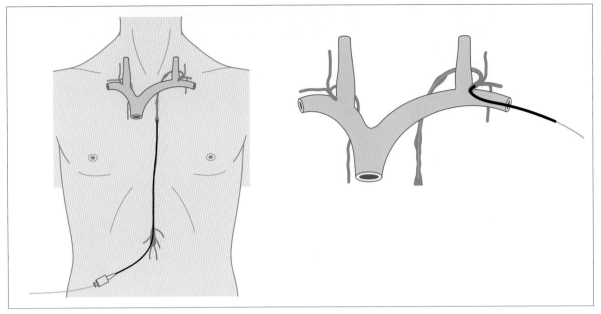

図 4.

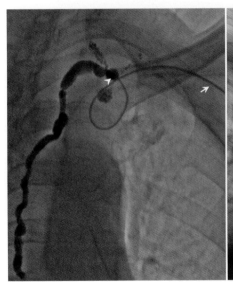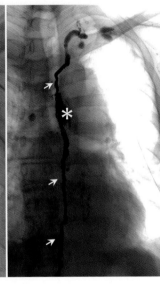

a | b

図 5.
60 代，男性．リンパ腫治療中に左乳び
胸水発症
リンパ管シンチグラフィやリンパ管造
影で漏出部位がはっきりせず，乳び槽
が低形成だったため逆行性に胸管内へ
カテーテルを挿入
a：左上腕静脈からカテーテル(矢
印)を挿入し，カテーテル先端は静
脈角に位置している(矢頭)．
b：静脈角からカテーテルを胸管内
に進め，胸管をコイル塞栓してい
る．*は漏出を疑った部位

＜その他＞

●逆行性胸管塞栓（図 5）

　上述したものは，リンパ流を順行性にアクセス
しているが，乳び槽が欠損しているものや，出血
傾向があり腹部の穿刺がためらわれる症例もあ
る．この場合，尺側皮静脈を穿刺し，鎖骨下静脈
から静脈角を逆行性にカテーテルを進め胸管内に
カテーテルを進めることができる．この方法は，
胸管の弁を逆行性に進んでいく必要があること
や，静脈角の複雑さから，乳び槽を穿刺する方法
に比べ，難易度は高い．

我々の行っている様々なリンパ管塞栓術

1．小児リンパ疾患に対する治療（肝内リンパ管塞栓）（図 6）

　近年，フォンタン術後に発症したタンパク漏出
性胃腸症は肝内リンパ液の腸管への漏出が原因の
1つと指摘されている．このため，肝内リンパ管
をエコーガイドに穿刺し塞栓することにより腸管
への肝リンパの流入を抑えることで，タンパク漏
出を抑える試みが行われている．我々は，この方
法を連日アルブミン補充を行わなければならない

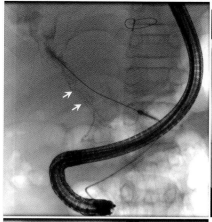
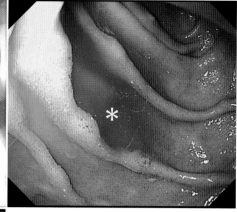
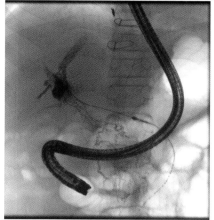

a	b
c	

図 6.

13歳，男児．フォンタン術後，タンパク漏出性胃腸症

連日のアルブミン輸血が必要となり，肝内リンパ管塞栓を施行した．エコーガイド下に肝内リンパ管を穿刺し，インドシアニングリーン(ICG)を穿刺針から注入．内視鏡で十二指腸を観察していると，十二指腸壁内から漏出するICGが確認された．その後，肝内リンパ管をヒストアクリルで塞栓した．

　　a：肝内リンパ管を穿刺し，造影．肝内リンパ管が描出されている(矢印)．

　　b：十二指腸壁内から漏出したICG

　　c：ヒストアクリルとリピオドールの混和液を用いて塞栓

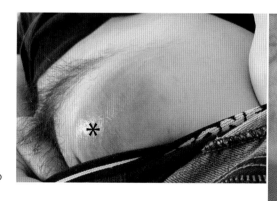
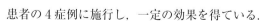

a	b

図 7.

40代，男性．特発性鼠径リンパ漏で保存的治療に抵抗したため紹介受診．鼠径リンパ節から造影を行い，漏出点を検索し，塞栓を行った．塞栓後リンパ囊胞の再発は見られない．

　　a：左鼠径リンパ囊胞(＊)

　　b：漏出部を塞栓．矢印は穿刺針．囊胞内に一時的に留置したドレーン(矢頭)

患者の4症例に施行し，一定の効果を得ている．

2．鼠径リンパ漏(リンパ囊胞)に対する塞栓術（図7）

腹部大動脈瘤に対するステントグラフト内挿術術後合併症の1つである，鼠径アクセスルートのリンパ漏は稀に遭遇する．この治療には複数の方法が知られているが，我々は鼠径リンパ節から造影することにより漏出部を同定した後に，責任リンパ管からヒストアクリルを用いた塞栓を行い満足のいく治療結果が得られている．この治療法の

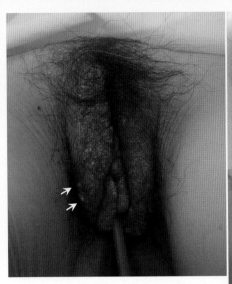
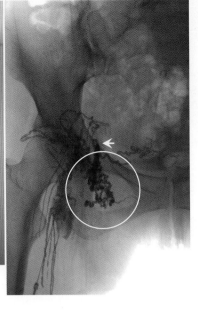

図 8.
50 代，女性．10 代からの乳び腔
瘻，黄色腫
　a：大陰唇に複数のリンパ水疱
　　がある（矢印）．
　b：ヒストアクリル−リピオ
　　ドールの混和液を用いてリン
　　パ管塞栓術後．陰部に逆流し
　　ているリンパ管（○）と，異常
　　に拡張蛇行したリンパ管（矢
　　印）が確認される．

利点は，再開創することなしに漏出点の塞栓が可能なことから，速効性があり，罹病期間の短縮を目指すことが可能なことにある．

3．乳び胸水，腹水治療へのアクセス

リンパ管塞栓術は，漏出部の塞栓もしくは手前のリンパ管を閉塞することにより止血を目指す．この方法は，外傷性リンパ漏症例では漏出部の同定から治療まで可能である．治療法は，「最新のリンパ管治療の方法」で述べたように，① 造影，② 挿入，③ 塞栓を行い，漏れが確認できた症例ではほぼ治療可能である．しかしながら，特発性乳び胸腹水症例では，漏出部位が同定できない症例が多く，難渋しているのが実情である．

4．Chylous reflux syndrome に対する塞栓術（図 8）

これまで述べてきたリンパ漏は，いずれも外傷性にリンパ管が破綻したことが理由でリンパ漏になっている病態であるが，乳び尿，乳び腔瘻，乳び尿などの病態は，Noonan 症候群や，Klippel-Trenaunay-Weber syndrome 等を背景とした高度なリンパ管機能不全から，リンパ液がうっ滞し，結果リンパ管が逆流し破綻している．この病態は，下肢のうっ滞性静脈炎と類似している．治療には異常リンパ管の切除や結紮の有用性が指摘されているが，我々は異常リンパ管を塞栓することにより治療している[5]．

最後に

リンパ疾患に関わり始めてから，形成外科や小児循環器科など他診療科との連携が非常に多くなってきた．我々の治療は，リンパ路の塞栓により治療を行っているのに対し，リンパ管静脈吻合（Lympho venous anastomosis；LVA）はシャントを作りリンパシステム自体の圧を下げる真逆のアプローチである．このため症例によっては，塞栓がよいものもあれば，LVA が有用なものもあり，お互いの情報共有が何よりも大事だと感じている．このため我々は，形成外科，放射線科，および小児科のリンパ疾患に携わっている医師と定期的に情報共有を行い，最新の治療や知見について理解し，症例の相談を行うことを目的とし，年に 2〜3 回ほど「リンパ友の会」を開催している．この会により，過去に助けられなかった症例が，次回には他のアプローチで助けられたこともあり非常に有意義な会だと感じている．

この会などを通じて，我々放射線科と形成外科医はお互いの苦手な部位を相補的に互換できるような関係だと感じ，これからも高め合っていきたい．

＜リンパ疾患に携わっている形成外科の先生方へ＞

生物の循環する液体の中で動脈，静脈についてはこれまでの人類の歴史で相当解明されてきまし

たが，リンパシステムについては，人体の深部に
あることから研究がかなり遅れています．血圧に
ついても，拡張期圧や，収縮期圧は語られますが，
リンパ圧は語られることはありません．しかし，
リンパ液は非常に細いリンパ管の集合体である胸
管や静脈角から，体循環に流入する場所も太くて
も 5 mm 程度にしかならず，大動脈や大静脈の太
さを考えるとこの細さは非常に特徴的と言えるか
と思います．このような特徴からリンパシステム
は血圧に対して非常に敏感で，特にあまり語られ
ることがない静脈圧上昇に対してかよわい存在で
す．我々は，実際リンパ管造影をした所見と，患
者様の臨床症状から得た知見から少しずつリンパ
疾患のメカニズムの解明をし，新たな治療法を研
究しています．

　また，上述したように塞栓術は圧を閉じ込める
のに対して，LVA は圧を逃す非常に理にかなった
手法です．LVA は現在四肢末梢での施術が主か
と思いますが，深部のリンパ漏への有用性が一部
の症例で言われています．今後も適応が増えてく
ることが予想されますので，LVA 施術可能な形成
外科医が増えてくることを非常に期待しています．

　共に頑張りましょう！

参考文献

1) Kinmonth, J. B.：Lymphangiography in man；a method of outlining lymphatic trunks at operation. Clin Sci. **11**：13-20, 1952.
2) Itkin, M., Nadolski, G. J.：Modern techniques of lymphangiography and interventions：current status and future development. Cardiovasc Intervent Radiol. **41**(3)：366-376, 2018.
3) Rajebi, M. R., et al.：Intranodal lymphangiography：feasibility and preliminary experience in children. J Vasc Interv Radiol. **22**(9)：1300-1305, 2011.
4) Cope, C., et al.：Management of chylothorax by percutaneous catheterization and embolization of the thoracic duct：prospective trial. J Vasc Interv Radiol. **10**(9)：1248-1254, 1999.
5) Yamamoto, M., et al.：Intranodal lymphatic embolization for chylocolporrhea caused by chylous reflux syndrome in Noonan syndrome. J Vasc Interv Radiol. **30**(5)：769-772, 2019.

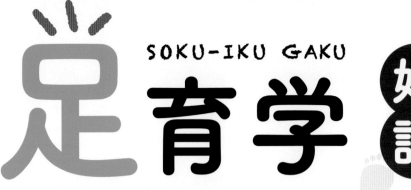

SOKU-IKU GAKU

足育学

好評

外来でみる
フットケア・フットヘルスウェア

編集：**高山かおる**　埼玉県済生会川口総合病院 主任部長
一般社団法人足育研究会 代表理事

2019 年 2 月発行　B5 判　274 頁　定価（本体価格 7,000 円＋税）

治療から運動による予防まで
あらゆる角度から「足」を学べる足診療の決定版！

解剖や病理、検査、治療だけでなく、日々のケアや爪の手入れ、
運動、靴の選択など知っておきたいすべての足の知識が網羅されています。
皮膚科、整形外科、血管外科・リンパ外科・再建外科などの**医師**や**看護師**、
理学療法士、**血管診療技師**、さらには**健康運動指導士**や**靴店マイスター**など、
多職種な豪華執筆陣が丁寧に解説！
初学者から専門医師まで、とことん「足」を学べる一冊です。

CONTENTS

序章　「あしよわ分類」を理解する
Ⅰ章　足を解剖から考える
Ⅱ章　足疾患の特徴を学ぶ
Ⅲ章　検査で足を見極める
Ⅳ章　足疾患の治療を知る
Ⅴ章　足のケア・洗い方を指導する
Ⅵ章　フットウェアを選ぶ
Ⅶ章　忘れてはいけない
　　　　歩き方指導・運動
Ⅷ章　まだまだ知っておきたい
　　　　足にまつわる知識
巻末　明日から使える「指導箋」

セルフケア指導
ができる
「指導箋」付き！

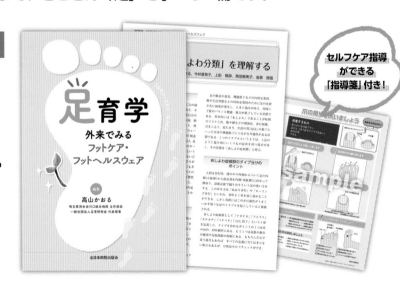

 全日本病院出版会　〒113-0033 東京都文京区本郷 3-16-4　Tel:03-5689-5989
www.zenniti.com　Fax:03-5689-8030

PEPARS No.164：61-69, 2020

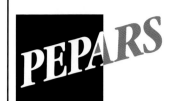

◆特集／むくみ診療の ONE TEAM─静脈？リンパ？肥満？─

光超音波のリンパ浮腫診療への応用

鈴木悠史[*1]　梶田大樹[*2]　高詰佳史[*3]
今西宣晶[*4]　相磯貞和[*5]　貴志和生[*6]

Key Words：光超音波イメージング(photoacoustic imaging)，リンパ管(lymphatic vessel)，リンパ浮腫(lymph-edema)，解剖(anatomy)，診断(diagnosis)

Abstract　リンパ管は径が細く内腔を満たすリンパ液が透明であることから，既存のモダリティでは各リンパ管を明確に識別することは難しい．我々は国内においてリンパ浮腫診療に多く用いられている近赤外蛍光リンパ管造影を比較対象とし，新しい技術である光超音波イメージング(PAI)を用いて健常者ならびにリンパ浮腫患者における四肢リンパ管の観察を行った．今回使用した PAI 装置は0.2 mm の高解像度でリンパ管と静脈を同時に描出でき，互いの 3 次元的関係も観察することができる．本稿では，高解像度で示されたリンパ管の走行や，dermal backflow の詳細な構造，リンパ管と静脈の立体的位置関係を示した画像を供覧する．

背　景

　リンパ管は血管と同様に体内をめぐる脈管ではあるものの，径が細いこと，内腔を満たすリンパ液が透明であることから解剖学的にも画像診断学的にも観察が容易ではない．

　リンパ流が鬱滞することで生じるリンパ浮腫の診断などを目的として，以前よりリンパシンチグラフィーや近赤外蛍光(near infrared fluorescence；NIRF)リンパ管造影を用いた生体におけるリンパ管の観察が試みられていたが，これらのモダリティによる画像は解像度も十分でなく，各リンパ管を明確に識別することは困難である場合も多かった．また従来の情報は 2 次元であり，皮膚からの深さやリンパ管と血管に関する立体的な位置情報を得ることはできなかった．

　今回我々は，微細な脈管系を描出できる新たな画像診断の技術である光音響効果を用いた光超音波イメージング(photoacoustic imaging；PAI)装置によりリンパ管の走行を詳細かつ 3 次元的に可視化することができた．

　本稿ではこの技術を応用し作製された新しい装置を用いて得られたリンパ管の所見について報告する．

*1 Yushi SUZUKI，〒160-8582　東京都新宿区信濃町 35 番地　慶應義塾大学医学部形成外科，特任助教
*2 Hiroki KAJITA，慶應義塾大学医学部形成外科，特任助教
*3 Yoshifumi TAKATSUME，慶應義塾大学医学部解剖学教室，特任助教
*4 Nobuaki IMANISHI，慶應義塾大学医学部解剖学教室，准教授
*5 Sadakazu AISO，慶應義塾大学医学部解剖学教室，名誉教授/株式会社 Luxonus，代表取締役
*6 Kazuo KISHI，慶應義塾大学医学部形成外科，教授

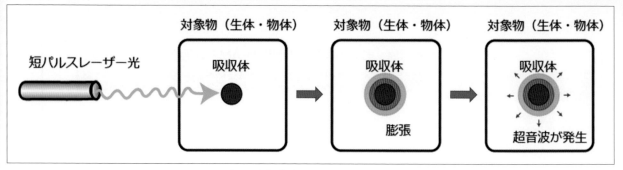

図 1. 光超音波イメージングの原理

Photoacoustic lymphangiography

1. PAI の原理

まず光超音波を用いた画像の原理について説明する(図1). 本技術は光音響効果に基づいている. この詳細は PEPARS の No. 154 においても角井らによって説明されている[1]ため, 簡略に以下に記す.

① 撮影対象に繰り返しパルスレーザーを照射する.

② 撮影対象物はそれぞれ固有の波長に応じて光のエネルギーを吸収し熱エネルギーへと変えることでわずかに温度が上昇する.

③ 温度が上昇する際に, 物体はわずかに熱膨張を生じ体積変化が生じる.

④ この体積変化を生じた際, 微弱な超音波が生じ, これを光音響波と呼ぶ.

⑤ この光音響波を, 体外の超音波センサーで検出することで画像を構成する.

この画像構成の際に光音響波を多点で受信することで, 非侵襲的に生体内の光吸収体(ヘモグロビンやメラニンなど)の部位を特定することが可能になる[2][3]. PAI を用いてリンパ管を描出する画像検査を Photoacoustic lymphangiography (PAL)と呼ぶ[4]~[6].

2. 方 法

今回我々は内閣府革新的研究開発推進プログラム(ImPACT)においてキヤノン株式会社, 株式会社日立製作所, ジャパン・プローブ株式会社が共同開発した光超音波イメージング装置 PAI-05 を用いて, リンパ管の撮像手法を開発した. 本装置は, 異なる2つの波長のレーザーを照射することができ, 各波長で得られる光音響波の強度の違いにより血管とリンパ管を区別することが可能である[2][3][7]. しかしながら, リンパ液は透明であることから, そのままではリンパ管の描出は不可能である. そこで, 光吸収体として我々は NIRF リンパ管造影にも用いられている, インドシアニングリーン(Indocyanine Green; ICG, ジアグノグリーン® 注射用 25 mg; 第一三共株式会社)を使用することとした. ICG の吸光度は 797 nm の波長で極大となり, 835 nm では著明に低下する. 一方でヘモグロビンの吸光度はこれら2波長の間で大きく変わらない(図2-a). 797 nm では ICG の吸光度の方がヘモグロビンより著しく大きいため, リンパ管が非常に強く描出されるが, 835 nm では逆に血管の方がやや強く描出される. この2波長から得られた画像の差分を得ることで, リンパ管と血管の色分けが可能となる(図2-b). なお, 描出された血管のうち, 動静脈を識別することはこれらの波長では困難である. 動静脈を区別したい場合は酸化型ヘモグロビンと還元型ヘモグロビンの吸光度の差が大きくなる, 756 nm と 797 nm の波長を使用する[2]. 今回用いた波長での血管の画像はその走行の特徴的な形態から静脈を描出していると考えられる[8].

このように撮影された画像は DICOM データとして取り出すことができ, 我々のグループでは光超音波画像の表示に適した3次元画像ビューアである Kyoto University Rapid and Universal MIP Imager(KURUMI)を用いて解析を行っている[4]~[7][9][10].

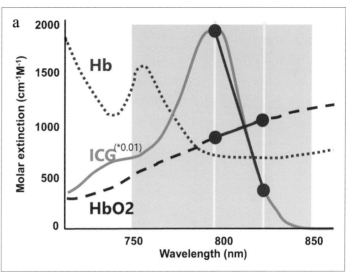

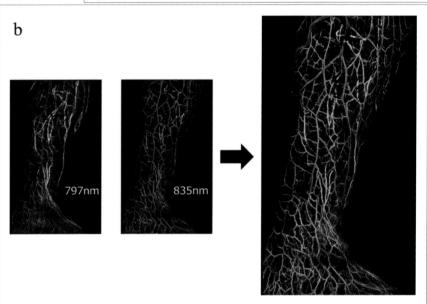

図 2.
Photoacoustic lymphangiogra-
phy（文献4より一部改変し引用）
a：ヘモグロビンと ICG の吸光
　度のグラフ．PAI-05 は水色
　で示した 750～850 nm の波長
　を照射可能である．今回，ヘ
　モグロビンと ICG との差が最
　大となるように 797 nm（黄線
　左）と 835 nm（黄線右）の 2 波
　長を用いた．
b：左：797 nm と 835 nm の波
　　長による画像
　　右：この 2 波長から得られ
　　　た画像の差分を得，リン
　　　パ管（黄色）と静脈（青）の
　　　色分けを行った画像

　なお，PAI-05 は試作機であり，いわゆる未承
認医療機器である．そのため今回紹介する所見
は，慶應義塾大学病院の未承認等新規医薬品・医
療機器評価委員会および慶應義塾大学医学部倫理
委員会（臨床研究法の施行後は臨床研究審査委員
会）で承認された臨床研究計画のもと得られたも
のである．

PAL はどのように見えるのか

　本稿では，健常者 2 名ならびにリンパ浮腫患者
2 名において，どのようにリンパ管と静脈が見え

るか紹介する．
　なお，今回は既存のモダリティとの比較のた
め，あらかじめ 5％ブドウ糖溶液で溶解した ICG
5.0 mg/ml を第Ⅰ，第Ⅳ趾間ならびに外果部に
各々約 0.2 ml 皮下注し，PDE-neo®（浜松ホトニ
クス株式会社：以下，PDE）を用いてリンパ管を
観察した．その後，健常者は PDE で撮影し Linear
pattern を明瞭に認めた部位，リンパ浮腫患者は
dermal backflow（DBF）を認めた部位を中心に
PAL を行った．

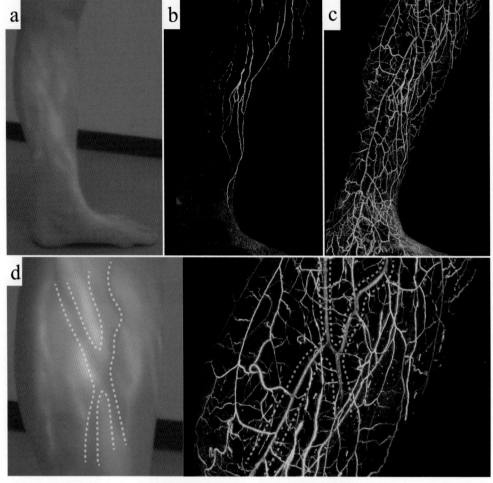

図 3. 被験者1(文献4より一部改変し引用)
　a：PDE による下腿内側の画像
　b：PAL による下腿内側の画像(リンパ管のみを表示)
　c：PAL による下腿内側の画像(リンパ管と静脈を同時に表示)
　d：左：a の拡大像. 右：c の拡大像. 対応する静脈を点線で囲んでいる.

＜健常者はどのように見えるのか＞

被験者 1：64 歳，女性

　PDE では多数のリンパ管が描出されたが，ICG から生じる蛍光が体内で散乱して画像がぼやけてしまうことから，リンパ管1本1本の詳細な区別は困難であった(図3-a). 一方, PAL では吸光度の差分が大きいリンパ管だけを表示することで詳細な走行を描出することができ(図3-b)，静脈も同時に表示すれば，静脈が浅層を走りリンパ管は深層を走るという立体的な位置関係も確認できた(図3-c). なお, 一部の静脈の走行については PDE と PAL で同様の形態が確認され, PAL ではさらにその分枝まで観察することが可能であった(図3-d).

被験者 2：52 歳，女性(図 2-b と同一被験者)

　PDE では線状のリンパ管のそばに3本の枝分かれをした明るいリンパ管が観察されたものの，これらリンパ管の構造および相互関係は不明であった(図4-a). PAL では，この3本に枝分かれをしていたリンパ管は，中枢に向かって上行したリンパ管が突然 U ターンして浅層に向かい，2本に分岐したものであることが判明した. この2本のリンパ管は横走した後, 下腿前方でほぼ90°方向を変え再び深層に潜り込み上行していることが観察できた(図4-b). また, 図2-b 右で示したように静脈も表示した画像をみると, 先ほどのリンパ管は上行する部分は通常の集合リンパ管と同様, 静

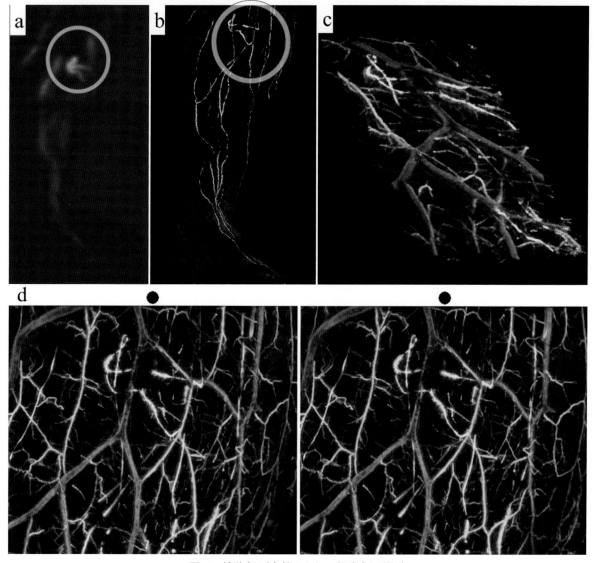

図 4. 被験者2(文献4より一部改変し引用)
a：PDE による下腿内側の画像
b：PAL による下腿内側の画像(リンパ管のみを表示)
c：PAL による下腿内側の画像(リンパ管と静脈を同時に表示). a, b で
　○に囲まれた部位の近傍を斜め下から観察している.
d：b で○に囲まれた部位の視差画像(リンパ管と静脈を同時に表示). 平
　行法で立体視を行うと，皮膚面から見た立体画像となる.(黒い点が重な
　るように立体視するとよい.)

脈より深層を走行していたが，横走部分では静脈より浅い層を走行していることが把握でき，リンパ管と静脈，互いの3次元的位置関係も明らかになった.

なお，KURUMI viewer では撮像データに基づき得られた画像を CG のように自由に動かすことが可能であるため[9]，斜め下からなどの任意の視点から3次元的関係を評価することも可能であった(図4-c).

さらに，2枚の画像を抽出し立体視をするとさらにその立体構造を明瞭に視覚化することも可能である. 図4-b の○で囲んだ領域の立体視画像を作成したので，読者にはその3次元的世界を体験していただきたい(図4-d).

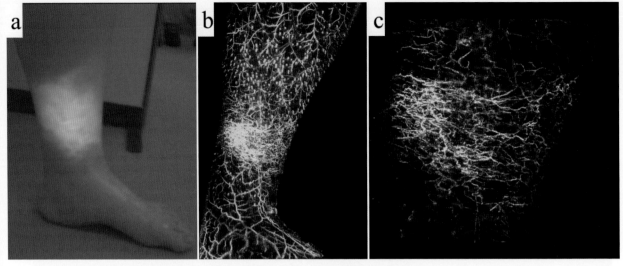

図 5. 症例 1(文献 5 より一部改変し引用)
　　a：PDE による下腿内側の画像
　　b：PAL による下腿内側の画像(リンパ管と静脈を同時に表示)．DBF の
　　　頭側に散在する白い点はメラニンに反応して描出された毛根である．
　　c：PAL による DBF 拡大画像(リンパ管のみ表示)

＜リンパ浮腫患者はどのようにみえるのか＞

症例 1：47 歳，女性．続発性リンパ浮腫の患者

7 年前子宮体癌に対して子宮全摘＋両側付属器摘出術を施行され，手術の翌年より左下肢に軽度の浮腫を自覚していたが，増悪がないため経過を見ていた．1 年前より，蜂窩織炎を 3 回繰り返し浮腫が悪化したため，当科を受診した．PDE で下腿を撮影すると，内側中央に DBF が広がっていた(図 5-a)．同部位で PAL を行ったところ，同様に DBF を認めた(図 5-b)．静脈を非表示にしてこの DBF 部分を拡大すると，微小なリンパ管が互いに重なり合って，立体的な網の目を呈していた．これは今までのモダリティでは判別できなかった所見であり，前集合リンパ管への逆流による真皮下あるいは真皮内リンパ管網の拡張を示唆している可能性がある(図 5-c)．

症例 2：62 歳，女性．原発性リンパ浮腫の患者

PDE では下腿外側に，Linear pattern を示したのちに DBF が頭側に広がっている所見を認めた(図 6-a)．PAL では，DBF より遠位にあるリンパ管が二股に分かれている様子が明瞭に描出された(図 6-b)．DBF 部分を拡大して(図 6-c)さらに表層に位置する DBF を KURUMI viewer の機能で除去すると(図 6-d)，DBF より深部に存在するリンパ管の走行が明らかとなった．このリンパ管は PDE では全く観察することができなかった．

また，本装置は動画でリアルタイムにリンパ流を観察することが可能である[2)9)]．本症例は図 6-b の○で示した二股にリンパ管が分かれた部位での動画撮影も行った．その際の連続写真を示す(図 6-e)．

なお，本症例においては 10 分間の撮影時間中にわずか 2 回であったが，Lymphatic pump と呼ばれるリンパ管の平滑筋収縮による駆出流が PAL によって初めて体外から観察された[10)11)]．

考　察

リンパ管は歴史的には水銀やゲロータ法，近年では酸化鉛を用いて，cadaver におけるリンパ管の解剖学的研究によって詳細に調べられてきた[12)]．しかしながら生体においては，リンパ管が細く，管内を流れているリンパ液が透明であるため，直接観察することは困難を極める．

今回使用した PAI-05 は ICG を光吸収体として用いることで既存のモダリティより鮮明に皮下リンパ管の走行形態を評価することが可能である．

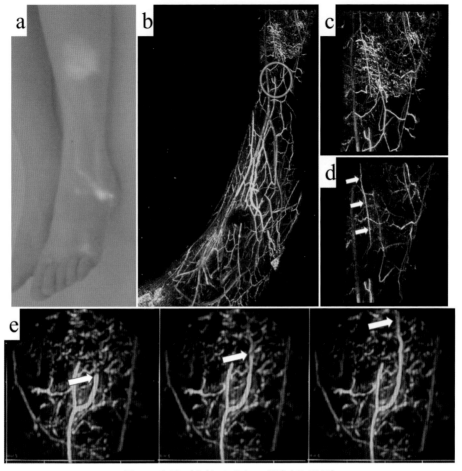

図 6. 症例 2(文献 10 より一部改変し引用)
　a：PDE による下腿外側の画像
　b：PAL による下腿外側の画像(リンパ管と静脈を同時に表示)
　c：PAL による DBF 拡大画像(リンパ管と静脈を同時に表示)
　d：c の DBF の表層部分を除去した画像. 深部のリンパ管が視認しやすい(図の矢印).
　e：b の○で囲まれた部分を動画撮影した際の連続写真. 矢印で示す通り, リンパ液
　　が流れていく様子がリアルタイムに観察できる.

　このPAIを用いてリンパ節, リンパ管を観察する取り組みは以前より行われており, マウスやヒトのセンチネルリンパ節を同定するために methylene blue を光吸収体としてPAIが使用された報告がある[13)14)]. また, ハンドヘルド型の PAI 装置をリンパ浮腫治療に応用した報告もあるが, 一度に画像化できる領域は 15 mm 径と小さい[15)].

　我々のグループは, 世界で初めてPAIによってヒト生体リンパ管の広範囲で鮮明な3次元的画像の描出に成功した[6)]. 本機器は 0.2 mm の高い解像度を有し, 複数並走しているリンパ管を1本1本同定することも可能である.

　なお今回はICGを共通に皮下注することからPDEを比較対象としたが, リンパ管の画像診断における既存のモダリティとしてはその他にもリンパシンチグラフィー[16)17)], 超音波[18)19)], MR lymphangiography[17)20)21)]などが挙げられる. リンパシンチグラフィーは下肢全体にわたって評価を行うことができるものの, その画像は不鮮明で個々のリンパ管の詳細は不明である. また, 放射線を使用するため被曝が生じることも懸念事項である. 超音波に関しては, 近年リンパ管細静脈吻合術(LVA)の術前評価における応用が進んではいるものの, リンパ浮腫患者などの拡張したリンパ

管のみが明瞭に確認され，再現性や施術者の技量によって見えるリンパ管が異なる[19]．また，MR lymphangiography は 3 次元による詳細な解像度と広範な撮像範囲から今後の発展が見込まれているが，現在のところ細いリンパ管を描出することは難しく，またリアルタイムでの撮像も困難である．

PAI-05 は撮像範囲が限られることが問題点の 1 つとして挙げられるが，血管とリンパ管との位置関係を 3 次元的に，かつより詳細に観察できる点で優れた Lymphangiography であると考えられる．リンパ管と静脈の位置関係を詳細に把握できるという利点から，リンパ浮腫患者に対する LVA の術前プランニングに有用であることが期待され，さらなる研究の展開が見込まれる．

それに加えて，動画撮影ではリアルタイムに健常者やリンパ浮腫患者のリンパ流を高解像度で描出できることから，リンパ駆出能の変化が観察できる可能性もある．また，弾性着衣装用下の状態を模した圧迫下のリンパ流動態に関しても研究を進めており，今後のリンパ学の発展が期待される．

なお，本装置を多くの方々に使用していただき，多くの患者の診療に貢献するためには，有効性と安全性を示し，薬事承認を受けなければならない．リンパ界のパラダイムシフトを引き起こし得る PAI 技術を実際の臨床の場に届けることができるように，引き続き研究に取り組んでいきたい．

おわりに

今回示した光超音波イメージング装置は内閣府革新的研究開発推進プログラム（ImPACT）において血管を対象としたイメージング装置として開発された．共同著者の梶田らは装置開発者が想定していなかったリンパ管撮影へのこの装置応用を検討し，リンパ管蛍光造影で用いられる ICG の光吸収特性からこの装置でリンパ管影可能も可能であることを見つけた．しかしレーザー照射により ICG が熱を発生するため安全性という面での検証

が必要であり，その他にも装置の設置施設の確保や実際の撮影時の撮影体位，その方法，またリンパ管描出に適した画像処理ソフトの性能向上への提案などハード，ソフトの様々な面で，装置開発者との密接なチームワークにより克服されてきた．筆者は以前よりリンパ浮腫治療に関心があり，2018 年より本プロジェクトに参加させていただいている．今後は撮影された画像をより臨床に即した形で活用できるよう撮像範囲の拡大や小型化に向けた課題を克服し，臨床機器としてのデビューのために研究を続けたいと考えている．

残念ながらいまだリンパ浮腫に対して根治とも言えるような完成した治療はまだ存在しない．しかし，本技術を含めた新たな研究が日々進んでおり，今後さらなる発展を遂げることが見込まれる．すなわち無限の可能性が秘められた分野でもあるとも言える．

もちろん，より良い治療を目指すには，スーパーマイクロサージャリーという形成外科の手技だけでは達成することができない．リンパセラピストなどによる保存治療のサポートや新規技術を生み出す医療機器開発者などまさに垣根を越えた One team を体現することが期待される．このチームの要となるのは，フットワーク軽くあらゆる分野に飛び込むことができる若手医師であると思う．本稿により，リンパ浮腫治療に携わり浮腫に苦しむ患者を共に助ける若手形成外科医が増えるきっかけとなれば幸いである．

謝　辞

本研究は PAI-05 を所有する株式会社 Luxonus と慶應義塾大学の共同研究として内閣府革新的研究開発推進プログラム（ImPACT）ならびに AMED の課題番号 19he2302002h0501 の資金を用いて行われた．

参考文献

1）角井泰之，佐藤俊一：【形成外科におけるエコー活用術】光超音波イメージング法を用いた熱傷深度診断と移植皮膚生着評価．PEPARS．**154**：75-84，2019

2) Nagae, K., et al. : Real-time 3D Photoacoustic Visualization System with a Wide Field of View for Imaging Human Limbs. F1000Res. **7** : 1813, 2018.

3) Zackrisson, S., et al. : Light in and sound out : Emerging translational strategies for photoacoustic imaging. Cancer Res. **74**(4) : 979-1004, 2014.

4) Suzuki, Y., et al. : Subcutaneous lymphatic vessels in the lower extremities : Comparison between photoacoustic lymphangiography and near-infrared fluorescence lymphangiography. Radiology. **295**(2) : 469-474, 2020.

5) Kajita, H., et al. : Photoacoustic lymphangiography. J Surg Oncol. **121**(1) : 48-50, 2020.

6) Kajita, H., Kishi, K. : High-resolution imaging of lymphatic vessels with photoacoustic lymphangiography. Radiology. **292**(1) : 35, 2019.

7) Tsuge, I., et al. : Photoacoustic tomography shows the branching pattern of anterolateral thigh perforators in vivo. Plast Reconstr Surg. **141**(5) : 1288-1292, 2018.

8) Matsumoto, Y., et al. : Visualising peripheral arterioles and venules through high-resolution and large-area photoacoustic imaging. Sci Rep. **8** : 14930, 2018.

9) Sekiguchi, H., et al. : Development of the Rapid MIP Viewer for PAT data—KURUMI : Kyoto University Rapid and Universal MIP Imager—. IEICE Technical Report. **116**(393), MI2016-113 : 163-167, 2017.

10) Suzuki, Y., et al. : Observation of a lymphatic pump in a human by using photoacoustic imaging. Plast Reconstr Surg Glob Open. **8**(6) : e2914, 2020.

11) Zawieja, D. C. : Contractile physiology of lymphatics. Lymphat Res Biol. **7**(2) : 87-96, 2009.

12) Suami, H., et al. : A new radiographic cadaver injection technique for investigating the lymphatic system. Plast Reconstr Surg. **115**(7) : 2007-2013, 2005.

13) Erpelding, T. N., et al. : Sentinel lymph nodes in the rat : noninvasive photoacoustic and US imaging with a clinical US system. Radiology. **256**(1) : 102-110, 2010.

14) Garcia-Uribe, A., et al. : Dual-Modality photoacoustic and ultrasound imaging system for noninvasive sentinel lymph node detection in patients with breast cancer. Sci Rep. **5** : 15748, 2015.

15) Giacalone, G., et al. : Bedside 3D Visualization of Lymphatic Vessels with a Handheld Multispectral Optoacoustic Tomography Device. J Clin Med. **9**(3) : 815, 2020.

16) Maegawa, J., et al. : Types of lymphoscintigraphy and indication for lymphaticovenous anastomosis. Microsurgery. **30** : 437-442, 2010.

17) Notohamiprodjo, M., et al. : MR Lymphangiography at 3.0 T. Radiology. **264**(1) : 78-87, 2012.

18) Hayashi, A., et al. : Effective and efficient lymphaticovenular anastomosis using preoperative ultrasound detection technique of lymphatic vessels in lower extremity lymphedema. J Surg Oncol. **117**(2) : 290-298, 2012.

19) Mihara, M., et al. : Ultrasonography for classifying lymphatic sclerosis types and deciding optimal sites for lymphatic-venous anastomosis in patients with lymphoedema. J Plast Reconstr Aesthet Surg. **71**(9) : 1274-1281, 2018.

20) Ruehm, S. G., et al. : Interstitial MR Lymphography with Gadoterate Meglumine : Initial Experience in Humans. Radiology. **220**(3) : 816-821, 2007.

21) Neligan, P. C., et al. : MR lymphangiography in the treatment of lymphedema. J Surg Oncol. **115**(1) : 18-22, 2017.

PEPARS No.164：70-77, 2020

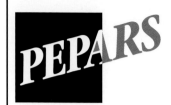

◆特集／むくみ診療の ONE TEAM─静脈？リンパ？肥満？─

脂肪吸引を併用したリンパ外科治療
─LS for LVA, LVA for LS─

長西 裕樹*

Key Words：リンパ浮腫(lymphedema)，脂肪吸引(liposuction；LS)，リンパ管細静脈吻合(lymphaticovenular anasto-mosis；LVA)，LVA＋LS，Brorson 法

Abstract　　本邦では，国内の諸事情により，諸外国と比べてリンパ浮腫に対する LS の導入が滞っている．LS の第 1 人者である Brorson の「LS 術後は厳密な圧迫療法が一生必要」という慎重なコメントが 1 人歩きしている．筆者は，1 患肢あたり 2〜3 回の multiple LVA に加え，肢節毎に段階的な LS を併用する方法を考案し，好感触を得ている．Brorson のコメントは，良質な LVA が併用される場合には該当しない．多くの症例が術後 2〜3 か月には術前より減圧でき，形態と機能の両立が期待できる．ただし，漿液腫・血腫に起因する蜂窩織炎と DVT などの術後合併症を許容範囲内に収めるためには，入院での術後管理が必要である．特に，術後速やかに class 3 の弾性着衣を 2 重装着することが重要で，その着圧設計と装着指導に慣れ，医師に比肩する責任感を持つリンパ療法士との綿密な連携が不可欠である．

はじめに

リンパ浮腫における患肢の肥大は，皮膚皮下の組織内と組織間隙に貯留する水分と，皮下組織内に蓄積された脂肪分の，2 つの成分で生じる．圧迫療法とリンパ管細静脈吻合(LVA)やリンパ節移植(LNT)などのリンパ流路再建手術は，過剰な水分を排出するための手段であり，過剰な脂肪分を減らす効果はない．生活習慣を改善して体脂肪を減らすことができても，ボリュームの左右差は残る．進行して皮下脂肪が増生した症例では，外科的に脂肪組織を減量しない限り，形態も機能もあまり改善されない[1]，という結論に達する．

筆者は，2013 年 10 月から LVA を始め，2014年 7 月から脂肪吸引(LS)を恐る恐る導入し，2017年 5 月から後述する比較的 aggressive な LS を含む術式(LVA＋LS)を採用した．特徴は，① LVAと LS を同時に行う，② 初回 LS を近位肢節内の浅筋膜上に限定する，③ 必要に応じて遠位肢節にLS を追加する(段階的手術)，である．その後 3 年間の経験で，LVA＋LS は，LVA だけでは得られない確実な減量効果を有し，合併症の程度と確率が十分に低く，LS だけでは得られない弾性着衣の減圧の可能性を開くことを確認している．

ただし，後述するように，LVA＋LS の術後に求められる圧迫療法は，患者にとって決して楽ではない．本稿では，その点で誤解を生じないように注意したい．

適応患者の選択

以下に列記する条件を満たす患者が，LVA＋LSのよい適応である．

● pitting edema を排除するために，日中は class 3 の弾性着衣 1 枚＋α(患肢の全長または部分的

* Hiroki NAGANISHI, 〒234-0054 横浜市港南区港南台 3 丁目 2 番 10 号 済生会横浜市南部病院形成外科，主任部長代行

な2重装着)の圧迫療法が必要である.
- 上記の圧迫療法の効果の持続を求めて,自己管理をする能力と環境がある.
- 上記の圧迫療法を行っても,患肢の太さや重さが明らかに残り,QOL低下がある.
※「明らか」とは,脱衣直後の周径が大腿で3.5 cm,下腿と上腕で2.5 cm,足と前腕と手で1.5 cm以上の延長,ぐらいのニュアンス.
- 肥満がリンパ浮腫の増悪因子であること,LS後は体重制限がさらに重要になることを理解している.
- 必発の症状(主に疼痛)や合併症,圧迫療法など,術後の負担を理解している.
- 創傷治癒を遅延させる薬物療法を常用していない.
- 抗凝固薬や抗血小板薬を常用している場合は,術後2週間までの休薬が可能である.

筆者が現在まで6年半の間に手術を行った四肢リンパ浮腫の全症例は,245例の345肢(下肢281肢・上肢65肢)で,手術は427回施行した.245例のうち124例は転医症例で,多くは過去に他施設でのLVAを主体とした手術を1〜8回(平均2.52回)を受けていた.

LSを併用した手術を行った症例は171例の209肢(下肢165肢・上肢41肢)で,257回の手術で延べ297肢に施行した.最初のLSから6か月以上経過したのは149例で,そのうち6か月以上フォローできた症例は146例(98.0%)で,フォローアップ期間は平均743.0日であった.

術前の準備

1.初診時検査

弾性着衣による自己管理の確立は,視触診で部位毎にsoft non-pitting, pitting, hard non-pittingを判定し見極める.客観的なデータとして,USで皮下組織間隙の広がり具合,単純CTで皮下脂肪層のCT値,を用いて患者を指導する.

下肢の場合,静脈疾患の検索は重要である.主要な表在静脈とそれに連続する穿通静脈につい

て,逆流だけでなく,拍動を伴う順流も検索する.その結果に基づき,大伏在静脈(GSV)の抜去,不全穿通静脈(IPV)の切離などの静脈圧を整える手技を,LVA+LSと同時に行うか否かを決定する.

リンパ流の全体的な把握のために,リンパシンチグラフィーは重要である.LVA+LSの適応の検討で,鼠径部リンパ節の集積が顕著に減少しているか否かは1つの指標である.ただし,リンパシンチは薬剤投与部位が足部に限られるため,リンパ管の支配領域が特殊な症例では臨床症状と乖離することがあり,USや単純CT,ICG蛍光造影などの検査所見と総合して補正する必要がある.

下肢でLVA+LSを行った肢毎に,Maegawa分類(改;独自に0.5刻みで細分化)を集計すると平均3.37で,浅鼠径リンパ節の集積は,95%の肢で消失または辛うじて1個描出されている状態であった.上肢でLVA+LSを行った肢毎に,Mikami分類(改)を集計すると平均3.59であった.リンパ節の集積は,腋窩で96.6%,鎖骨上で91.4%が消失していた.

2.麻酔法の選択

LSの範囲毎に以下のように決定する.
- **大腿の場合**:全身麻酔(全麻)が必須である.
- **下腿の場合**:現実的には全麻が必須である.大腿駆血する.
- **下腿遠位や足背に限る場合**:超音波(US)ガイド下に膝窩部の脛骨神経・総腓骨神経と膝内側部の伏在神経ブロック(伝麻)でも可能である.
- **上腕の場合**:USで鎖骨上の腕神経叢が描出良好な患者は,腕神経叢ブロック(伝麻)でも可能である.
- **前腕や手背の場合**:鎖骨上部での腕神経叢ブロックでも可能である.上腕駆血する.

筆者の症例では,下肢LVA+LSは全麻が196回,伝麻が3回であった.上腕LVA+LSは全麻35回,伝麻10回,前腕LVA+LSは全麻4回,伝麻9回であった.

3.術前全身検査

上肢の患者には,一般的な術前検査で十分であ

る．下肢の患者は，ホルモン補充療法を受けている患者も少なくないのでDVT対策が求められる．筆者は，スクリーニングとして初診時検査と術前検査にDダイマーの計測を行っている．Dダイマーが異常値を示した場合は下肢静脈USを行う．DVTが検知された場合は治療を行い，抗凝固薬を中止してから3か月以上再発がないことを確認してから仕切り直す．

4．術後の弾性着衣の選定

LSにより，術直後に周径が大きく変わるので，術前にフィットしていた弾性着衣はフィットしなくなる．外科医とリンパ療法士が，予定しているLS部位と，目標とする周径についての認識を共有して，掛かりつけリンパ療法士が選定する．

手術の実際

1．術前のマーキング

臥位で，① 過去のLVAなど手術痕(黒)，② USで探知した表在静脈の主幹(太い赤)，③ USで探知した浅筋膜下の集合リンパ管(青)，④ USや静脈可視化装置で探知した皮静脈(赤)，⑤ ICG蛍光造影カメラで探知したリンパ管とリンパ節(緑)を，次に立位または端坐位で，⑥ GSVの逆流範囲やIPVが深筋膜に入るまで(紫)を描く．立位で，⑦ 大まかなLS範囲の外周(ピオクタニン)を描く．臥位に戻し，USでGSVとIPVの位置を再確認し，⑧ LVAやGSVとIPVの処理に必要な皮膚切開線(ピオクタニン)を描く．LVA可能な箇所の周囲と，その流出路静脈が浅筋膜下に入るまでの範囲をLSで損傷しないように，⑨ 最終的なLSの範囲を決定する．所要時間は，上肢1肢で約40～60分，下肢1肢で約60～90分，下肢2肢で約90～120分である．

LSの範囲は，初回LSの大腿は全周，上腕は内側面の頭側皮静脈と尺側皮静脈の間を温存する3/4周のsemi-custom designを基本とし，次回LSの遠位肢節は，残存するリンパ流を避けるようにfull-custom designで1/4～3/4周になる．

大腿は，以下の公式を用いて予定吸引量を決め

ている．目標周径は対側を基本とするが，下肢両側例では推測する．αは，将来的な体重増加の可能性，減圧した際に戻る浮腫のボリュームを想像して，0～3の範囲で決める．

予定吸引量(ml)＝肢節長(鼠径溝～膝蓋上縁)×患側中位周径×(患側中位周径－目標周径＋α)÷6.28

※長さの単位はcm

2．手術の手順

LVAを1肢あたり2～4吻合，特に大腿LSでは，大腿近位前面と膝内側での2吻合を目指す．Tumescent局麻(TLA)液をsemi-wet程度に注入し，遠位肢節のLSでは，近位肢節での駆血を行う．LSは真皮直下の脂肪を残し，浅筋膜上の脂肪を重点的に吸引する．LS範囲の近位側切開創から，独自開発したパッサーを用いて15 Frの持続吸引用ドレーンを，1肢節ごとに1～2本留置する．Class 2の着圧をイメージして弾性包帯を螺旋巻きする．駆血している場合は，包帯圧迫が完了した後に解除する．

下肢では，LVAは1肢×回ごとに平均2.65吻合行った．典型的な大腿1周のLSは102肢に行い，吸引量(重力で10分間以上沈殿させた後に水層を除いた量)は平均1,627 ml(680～3,600 ml)であった．下腿(＋足背)LSは29肢に行い，吸引量は平均566 ml(210～1,200 ml)であった．平均手術時間は，1肢手術で351分(183～605分)，2肢手術で516分(275～660分)であった．

上肢では，LVAは1肢×回ごとに平均2.81吻合行った．典型的な上腕3/4周のLSは28肢に行い，吸引量は平均484 ml(220～900 ml)であった．前腕(＋手背)LSは13肢に行い，吸引量は平均182 ml(80～450 ml)であった．平均手術時間は324分(140～535分)であった．

術後の治療

1．安静度の制限

下肢で全身麻酔の場合，術後当日はベッド上安静とする．術後1日目に弾性包帯を外し，class 3

図 1.

52歳，女性．下肢続発性リンパ浮腫
（左＞右）
他院で左下肢に multiple LVA を 4
回，合計 10 吻合以上受けた後

a：初診時，正面．Class 3 パン
スト 2 枚を毎日
b：手術 ① の 6 か月後，正面．
隔日で Class 3 パンスト 2 枚ま
たは 1 枚＋フットキャップ
c：手術 ① の 2 年後，手術 ② の
9 か月後，正面．隔日で class 3
パンスト 2 枚または 1 枚＋フッ
トキャップ
d：初診時，後面
e：手術 ① の 6 か月後，後面
f：手術 ① の 2 年後，手術 ② の
9 か月後，後面
※ a～f は弾性ストッキングを脱い
だ直後に撮影
g：手術 ① の直前．マーキング
の色は本文と異なる．
h：手術 ① の直後．LS 範囲より
遠位で LVA を 3 吻合．左大腿
全周で LS 2,070 m*l*，鼠径に持
続吸引ドレーン 2 本
i：手術 ② の途中．前回 LS 部で
LVA を 2 吻合，今回 LS 部より
遠位で 2 吻合
j：手術 ② の直後．左下腿 3/4
周で LS 700 m*l*

a | b | c
d | e | f
g | h | i | j

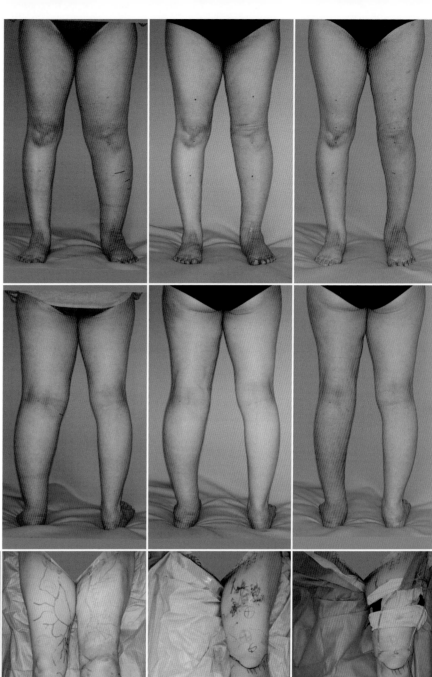
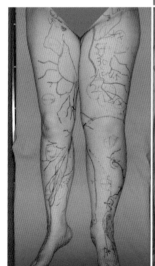
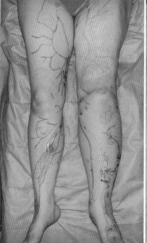
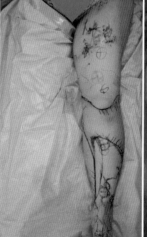
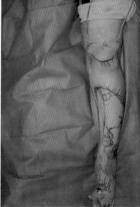

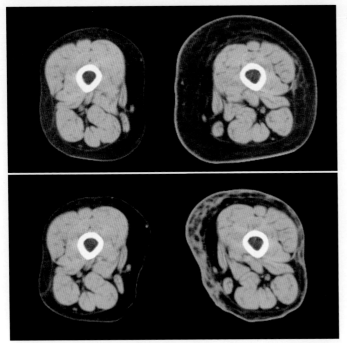

図 2.
図 1 と同症例の単純 CT，大腿中位
　a：LS 前．赤塗りの脂肪層を吸引した．
　b：LS 後 1 年 7 か月
　　皮下に現れた骨格筋と似た density の
　　領域は LS で生じた瘢痕組織と減圧で
　　生じた組織間液の混合と考えられる．

の弾性ストッキング 1 枚を装着した後にトイレ歩行可とする．術後 2 日目以降は，患者の歩行状況に合わせて徐々に制限を解除する．

　下肢で伝麻の場合，術後当日はベッド上安静とする．術後 1 日目に弾性包帯を外し，足底の知覚と足関節の屈伸が十分であることを確認し，それ以降は，全麻の場合と同じである．

　上肢で全麻の場合，術後当日は，完全な覚醒が確認されるまではベッド上安静とし，覚醒後は病棟内歩行可とする．術後 1 日目に弾性包帯を外し，class 3 の弾性スリーブ 1 枚を装着した後に病院内歩行可とする．

　上肢で伝麻の場合，術後当日は，直ちに病棟内歩行可だが，無知覚の患肢の外傷を避けるために就寝時も含めて三角巾挙上を徹底する．術後 1 日目以降は，全麻の場合と同じである．

2．下肢深部静脈血栓症の対策

　上肢症例は術当日からの離床，下肢症例は術後 1 日目からの離床と弾性ストッキング装用を対策の基本としている．抗凝固薬の投与は原則的に行っていない．下肢 LVA＋LS は 131 例に対し 199 回行ったが，術後に DVT を生じて追加治療を要した症例はない．

3．入院中の圧迫療法

　術後 1 日目から class 3 の弾性着衣 1 枚を用いるが，24 時間装用である．下肢の場合は用便時に膝上まで降ろすのは許容する．術後 2 日目から日中は class 3 の 2 重装着を始め，装着時間は患者が自己調節可能とする．より長時間の 2 重装着すると，より早くドレーン排液が減少する．褥瘡を回避するために，ドレーン留置部の圧痛は我慢し過ぎないようにも指導する．退院する前に入浴する際，下肢症例では脱衣から入浴までの間隔が短いと起立性失神を起こし易い．間隔を 30 分ほど空ける必要がある．

4．ドレーン抜去と退院

　術後 1〜2 日目が排液量は多く，1 日排液量が合計 1,000 ml を超える場合は点滴で補液している．ドレーンは，1 本からの 1 日排液量が 1 日 30 ml 未満を基準に抜去する．1 日 30〜50 ml 以上が続いても，3 日間連続して増加しないことを確認して抜去する．下肢は術後 5〜7 日目，上肢は術後 3〜5 日目でほぼ全例が抜去できた．すべてのドレーンが抜けた翌日に退院としている．

5．創部感染の対策

　抗生剤投与は，術後 1 日目まで点滴で，2〜4 日目まで内服で行う．過去に蜂窩織炎が頻発してい

た症例では，退院時に頓用薬を処方する．

　縫合創の感染は極めて稀で，通常は抜糸まで
フィルムドレッシング材を貼りっぱなしでよい．
LS の吸引孔兼ドレーン孔の創縁は圧迫と乾燥に
より組織障害を受けやすく，術後 1 日目から毎日
1 回清拭しステロイド含有軟膏を塗布する．縫合
創部の抜糸の際に，弾性着衣を全て脱いで，ド
レーン孔辺縁とドレーン先端部があった箇所に褥
瘡が生じていないか確認する．疑わしい場合は
ヨード系外用剤の塗布を指示して，週 1 回の外来
通院で密に経過観察する．

6．退院後の圧迫療法

　退院後 1 週間は，class 3 の弾性着衣 1 枚目を 23
時間（入浴時以外）装用し，就寝時以外はなるべく
長時間 2 重装着する．退院後 2〜6 週目は，日中・
活動時は class 3 を 2 重装着し，夜間・就寝時は
class 2 前後相当の装具を用いる．退院後 6 週間以
降は，夜間は変わらず，日中は ① class 3 の 1 重
装着と 2 重装着を隔日で行う，② 1 枚目は class 3
のままで，2 枚目を class 2 に変更する，などと減
圧を試みる．1〜2 週間試した後，減圧を継続する
か 2 重装着に戻すかなどを，患者とリンパ療法士
で調整する．

7．外科治療の追加

　遠位肢節に皮下脂肪による肥大が顕著な場合
は，LS の追加を検討する．特に肥満症例では，初
回 LS の中枢側（殿部外側・三角筋部）で吸引不足
の箇所が徐々に顕在化する場合があり，弾性着衣
の着圧設計の支障になる場合には，合わせて LS
の追加を検討する．LVA＋LS の術後 3 か月以降
に，弾性着衣の減圧が難しいと判断された場合，
追加 LVA を検討する．特に，前回の LS 範囲内で
LVA 可能箇所を探索する．

8．長期的な患者指導

　本法の LS 部分には，Brorson 法よりは脂肪が多
く残るため，患者が体重制限を守れない場合，脂
肪の再増生が生じ易い．しかし，瘢痕が混在する
脂肪を LS で除去するのは極めて難しく，大きな
皮膚切開を伴う切除術しか選択肢がなくなる．

LVA＋LS 術後の体重管理には，患者自身がより
強い責任感を持つ必要がある．

術後合併症の実際

　LVA＋LS を行った全 257 件の内，術後 6 か月
までに何らかの追加治療を要するトラブルが生じ
ていたのは 54 例（21.0％）であった．4 例（1.6％）
は入院治療を要した．28 例では外来通院での追加
処方や処置を要した．22 件は退院時に処方してお
いた頓用薬で軽快した．追加手術を要したのは 0
件だった．

1．蜂窩織炎

　熱感を伴わない発赤も含めると 21 件（8.2％）で
生じ，そのうち 4 件（1.6％）が入院の抗生剤点滴と
穿刺吸引処置を，4 件（1.6％）が外来の抗生剤点滴
を要し，その他は抗生剤内服で軽快した．明らか
な原因としては，ドレーン孔とドレーン先端部の
褥瘡からの感染拡大と，後述の遅発性血腫で，多く
は術後 2〜4 週に発症した．術後 3 か月以降のもの
は原因が不明で，術前から蜂窩織炎の頻度が高かっ
た症例がほとんどだった．再燃した場合に，炎症
の範囲や程度は減退したと表現する患者が多い．

2．遅発性血腫

　2 例で術後 3 週間前後に自然吸収できない皮下
血腫を生じ，蜂窩織炎に至り，入院を要した．原
因は，不適切に強いマッサージや，粗雑な弾性着
衣の着脱によって摩擦で生じた剪断力で，癒合途
中の傷が剥がれた結果と推測される．

3．皮下リンパ漏（漿液腫）

　10 件（3.9％）で確認され，4 件には外来通院で穿
刺吸引を 1〜3 回行った．多くは術後 2〜4 週に触
診で見つかる．小さいものは予定通り圧迫を継続
するだけで消失が期待できる．大きいものは圧痛
などの知覚症状が顕著になるため，穿刺吸引する．

4．疼痛遷延

　術後 3 か月以降も，LS 部に不意な疼痛，持続す
る知覚過敏の訴えがあったのは 6 件（2.3％）で
あった．ただし，網羅的なアンケートの結果では
ないので，過小評価していると思われる．

5．知覚鈍麻

アキレス腱近傍の脂肪吸引を行った33例中2例（6.1%）で，腓腹神経支配領域に軽度の知覚障害を認めた．

6．遠位の浮腫の増悪

入院中から足背（手背）の浮腫は一過性に増悪するが，原因は2重装着に伴い，足首（手首）が最も絞扼されることが原因と推定される．大腿（上腕）LS後には，下腿（前腕）の浮腫は改善するため，LSによるリンパ管損傷による影響とは考えていない．当初はストッキングの着圧設計の必然として許容していたが，術後数か月後に弾性着衣を新調した後も，足背に少し残存する場合があった．そのため，24時間装用可能な着圧のトウキャップの装用で対策し，その結果を検証中である．

考　察

1．Brorson 法との違い：集合リンパ管への配慮

脂肪吸引によりリンパ管が損傷されるのではないか？という懸念は当然である．Brorson はリンパ管損傷は許容して[2]（おそらく浅筋膜の上下を）最大限に脂肪組織を除去する．筆者は，真皮直下の脂肪層3 mm（細静脈）を温存し，浅筋膜直上を徹底的に吸引し，浅筋膜下の脂肪層（集合リンパ管）を可及的に温存する．

LSによるリンパ管の損傷を減らすための工夫として，リンパ管の走行に対し平行に近い角度で吸引すること，TLA を注入する wet technique を用いることで，リンパ管損傷が顕著に減らせるとの報告[3][4]がある．筆者は，それに加えて前述の工夫をしており，多くの症例で浅筋膜下の集合リンパ管が機能的な状態で残っていることを，術前US と術中視診で確認し，LVA を行っている．

2．Brorson 法との違い：ドレナージの方法

Brorson は1肢全長に3 mm の小切開を15～20か所開け，LS後は縫合せずにドレーン孔として利用している[5]．筆者は持続吸引用のチューブドレーンを用い，1肢節あたり1～2本留置している．その長所は，より確実な排液が行われること，

術後の創処置が医者にとっても患者にとっても比較的楽であること，などである．短所は，抜去までの圧痛が多く，弾性着衣の装圧により褥瘡に至るリスクがあること，などである．褥瘡対策として，術後当日，1日目，2日目と徐々に着圧を上げて，患者自身が異常な圧痛を感知できるように間を取り，自己判断で2枚目を脱げるようにしている．

これまでドレーン先端部の褥瘡を2件経験している．どちらもアキレス腱近傍で，幸い5 mm 四方の分層壊死に留まり外用治療のみで治癒した．

3．Brorson 法との違い：術後圧迫の目的

Brorson は術直後から class 2～3 を2～3重装着させ，12か月かけて徐々に着圧を上げ，患肢を絞り込む[6]．脂肪分は手術で，水分は圧迫で，という完全分業である．筆者は，術直後は同様の強い圧迫を行うが，その主目的は，LS部分の漿液腫や血腫を予防することにあり，役割を果たした術後6～8週以降は減圧を試みる．

術後1日目から class 3 で圧迫をすることで LVA の閉塞を危惧する術者は少なくない[7]．筆者は，LVA 単独の場合でも術直後から class 3 の装着を指示しており，LVA の即効性を感じる経験が多く，問題ないと考えている．

4．LS for LVA：同時に行う LVA を助ける

大腿 LS 後に膝下の周径短縮を認めることが多い．LS は，皮下脂肪層の体積を減らすだけでなく，内圧を減らす．それが近位肢節で生じると，遠位肢節のリンパ管内・外のリンパ流および表在静脈にとっての後負荷が減る．LS より遠位に作られた LVA でも静脈圧が低下し，吻合部での順流を増やすと期待できる．

5．LS for LVA：次回に行う LVA を助ける

LS 前は浅筋膜が深く，ICG 蛍光造影でも US でも集合リンパ管が探知できなくとも，LS 後には脂肪層が薄くなって探知が可能になることが多い．次回の LVA は，瘢痕のため剥離操作が難しいが，小切開で実施可能となる．

特に，大腿 LS 後に大腿中位内側で LVA を実施

すると著効することが多い．その理由を次のように推測している．LS 後に浅筋膜上の皮下脂肪層内は低圧になっており，浅筋膜上に徐々に生じる面状瘢痕は浅筋膜下の内圧を高め，浅筋膜を貫通するバイパスには膜下のリンパ管から膜上の細静脈への恒常的な圧較差をもたらす．LS で生じる皮下瘢痕組織は，内蔵型の弾性着衣とも言うべき役割を果たしている可能性がある．

6．LVA for LS：LS の欠点を補う

Brorson が提唱する LS 後の圧迫療法を意訳すると「患者は，昼も夜も入浴以外の時間は class 3～4 の弾性着衣を装用し，それを生涯継続することを宣誓する必要があり，手以外は減圧すれば必ず浮腫が再発する」[2)5)6)]となる．このコメントが，如何なる LS も同じ欠点を持つという先入観を生み，多くの外科医の術式選択に影響を及ぼしている[9)]．

今回は，減圧に関する具体的なデータを提示できないが，LS 単独の Brorson のコメントとは印象が異なるのは明らかである．水分が抜けやすくなる LVA を追加しているため，不思議な結果ではない．十分な LVA は LS の欠点を補うことが可能，と考えられる．

ただし，何が十分条件なのか？ LVA の吻合様式，数，位置についての検証は，これまで通り継続する必要がある．筆者は，LVA の品質向上のために，眼科用の OCT 付き手術顕微鏡である Proveo8＋EnFocus（Leica 社）を流用し，集合リンパ管の弁などの内部構造を確認した上で吻合方法を決定するという，世界初の試み[10)]を 2019 年 4 月から進めており，next must-have tool と確信している．

まとめ

LS を前述のように工夫して実施することで，LS for LVA，LVA for LS の互助作用をもたらし，LVA と LS は one team として機能し得る．Brorson による LS 単独の結果とは異なり，形態を改善しつつ，弾性着衣を減圧できる可能性を広げる．ただし，LVA＋LS で確実に gain するためには，

至適な圧迫療法を粛々と実行する one team も不可欠である．

稿を終えるにあたり，大半の症例の圧迫療法を担当し，圧迫療法の様々な工夫を考案して下さった，東神奈川とさき治療院の戸崎綾子先生と松田奈菜絵先生に深謝致します．また，数人の術後患者を快く引き受けてくださった，ナディスよこはまの佐藤弘章先生，ana 治療院の穴田佐和子先生に感謝致します．

参考文献

1) 原　尚子：Brorson 法．リンパ浮腫の外科的治療．光嶋　勲編．229-234，パーソン書房，2017.
2) Brorson, H., et al.：Liposuction reduces arm lymphedema without significantly altering the already impaired lymph transport. Lymphology. **31**：156-172, 1998.
3) Frick, A., et al.：Liposuction technique and lymphatic lesions in lower legs：anatomic study to reduce risks. Plast Reconstr Surg. **103**：1868-1873, 1999.
4) Hoffmann, J. N., et al.：Tumescent and dry liposuction of lower extremities：differences in lymph vessel injury. Plast Reconstr Surg. **113**：718-724, 2004.
5) Brorson, H.：Liposuction in arm lymphedema treatment. Scand J Surg. **92**：287-295, 2003.
6) Brorson, H.：From lymph to fat：liposuction as a treatment for complete reduction of lymphedema. Int J Low Extrem Wounds. **11**：10-19, 2012.
7) 林　明辰：リンパ管細静脈吻合術（LVA）．リンパ浮腫の外科的治療．光嶋　勲編．180-200，パーソン書房，2017.
8) Brorson, H.：From lymph to fat：complete reduction of lymphoedema. Phlebology. 25 Suppl 1：52-63, 2010.
9) 山本　匠ほか：二次性リンパ浮腫の治療方針．リンパ浮腫の外科的治療．光嶋　勲編．156-166，パーソン書房，2017.
10) 長西裕樹：Microvascular surgery における顕微鏡下 OCT の有用性と要改善点について．第46回日本マイクロサージャリー学会学術集会プログラム・抄録集：86，2019.

PEPARS　No.164：78-86，2020

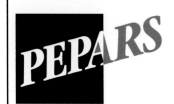

◆特集／むくみ診療の ONE TEAM―静脈？リンパ？肥満？―

リンパ節移植によるリンパ外科治療
―セラピストとの連携―

山田　潔[*1]　品岡　玲[*2]　木股敬裕[*3]　本田雅子[*4]
三宅麻希[*5]　三宅一正[*6]　丸濱　恵[*7]

Key Words：リンパ浮腫(lymphedema)，外科治療(surgical treatment)，リンパ節移植術(lymph node transfer)，周術期ケア(perioperative care)，リンパセラピスト(lymphatic therapist)

Abstract　　リンパ浮腫に対する血管付きリンパ節移植術(VLNT)は，外科治療の一手として近年報告数が増えている．鼠径リンパ節，鎖骨上リンパ節，オトガイ下リンパ節，側胸部リンパ節，胃大網リンパ節，空腸腸間膜リンパ節など，様々な種類のリンパ節が移植されているが，統一された評価方法がないためにエビデンスレベルは低いままとなっている．本術式は患者自身の健康なリンパ節を採取するため，医原性のリンパ浮腫が発生するリスクがあること，また手術後治療効果が表れてくるまで数か月～数年と長期間を要することが特徴である．このため，リスクを極力抑え，治療効果が表れるまで継続したリンパケアを行う必要がある．当院では VLNT の前向き研究を実施し，ボリュームや蜂窩織炎の頻度の減少効果は得られなかったが，患者アンケート調査では患肢が柔らかくなり満足が得られたとする回答が多かった．今後評価方法を定め，VLNT の術式と周術期のリンパケアを確立していく必要がある．

はじめに

　マイクロサージャリーの技術進歩と，リンパ解剖学の理解の深まりにより，リンパ浮腫の外科治療は古典的な組織減量手術以外に，リンパ機能を再建する手技が発展してきた．リンパ管静脈吻合術(Lymphatico Venous Anastomosis；LVA)と，血管付きリンパ節移植術(Vascularized Lymph Node Transfer；VLNT)がそれである．日本国内では LVA を実施している施設は多く，学会発表でも様々な報告があるが，VLNT を実施している施設は非常に少ない．しかしながら海外に目を向けると，VLNT の方が圧倒的に報告が多く，LVA の 10 倍以上の学術論文が発表されており(図1)，臨床においても積極的に実施している施設もある．中には圧迫が不要となった症例も報告されており期待が高まるが，有効性を示す客観的なデータはなく，また VLNT の効果の発現機序も十分解明されていない．

　当院では下肢リンパ浮腫患者に対して VLNTを予定した症例について，定量的なデータを収集する前向き研究を実施しており，研究結果の一部を紹介するとともに，周術期のセラピストによるリンパケアの実際について述べる．

リンパ浮腫外科治療としての VLNT について

1．歴　史

　VLNT は，Cloduis らが 1982 年に最初の臨床

　*1　Kiyoshi YAMADA，〒700-8558　岡山市北区鹿田町 2-5-1　岡山大学医歯薬学総合研究科臨床リンパ学・同大学医歯薬学総合研究科形成再建外科，准教授
　*2　Akira SHINAOKA，同大学医歯薬学総合研究科人体構成学・同大学医歯薬学総合研究科形成再建外科，助教
　*3　Yoshihiro KIMATA，同大学医歯薬学総合研究科形成再建外科，教授
　*4　Masako HONDA，同大学看護部
　*5　Maki MIYAKE，同大学看護部
　*6　Kazumasa MIYAKE，〒700-0985　岡山市北区厚生町 3-8-35　光生病院リンパ浮腫治療センター，作業療法士
　*7　Megumi MARUHAMA，光生病院リンパ浮腫治療センター，理学療法士

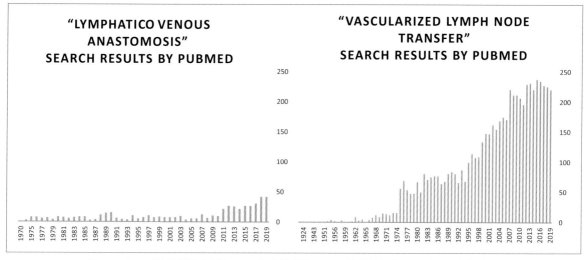

図 1. リンパ管静脈吻合術(LVA)と血管付きリンパ節移植術(VLNT)の論文報告数

例の報告をしており[1]，鼠径リンパ節を含んだGroin flap を有茎で左下肢へ移行することで，リンパ浮腫の軽減が得られている．現在では遊離皮弁として実施されることが多く，鼠径リンパ節[2]，鎖骨上リンパ節[3]，オトガイ下リンパ節[4]，側胸部リンパ節[5]，胃大網リンパ節[6]，空腸腸間膜リンパ節[7]など，あらゆるリンパ節がドナーとして利用されている．どこからのリンパ節を使用するのがよいかは明確になっていないが，レシピエント先の状況やドナー部位の医原性リンパ浮腫の発生リスクや整容性，2チームアプローチの可否，術者の好みなどで決定するとされている．

2．治療機序

VLNT のアクションメカニズムはまだよく解明されていないが，移植されたリンパ節は，実験的および臨床的に2つの機能を有することが証明されている．1つ目は「ブリッジングメカニズム」というもので，移植したリンパ節の輸入リンパ管と輸出リンパ管からのリンパ管新生により，移植部でのリンパ排出が促進される機能である．この機能には，移植リンパ節から放出されるリンパ管増殖因子である VEGF-C が関与しているとされている[8]~[10]．2つ目は「ポンピングメカニズム」というもので，移植リンパ節内の動脈流入と静脈流出の圧格差によりリンパ節内に取り込まれたリンパ液が静脈流路から排出されるという機能である[11]~[13]．

3．適応は？

VLNT は LVA と異なり，リンパ浮腫の四肢の中で吻合すべきリンパ管が見つからなくても実施可能なため，リンパ管が変性した進行期のリンパ浮腫に適応があるとする報告が従来から多かったが[14][15]，最近では VLNT 自体は脂肪組織の肥大や線維化した組織には改善効果がないため，早期のリンパ浮腫にこそ適応があるとする意見も出ている[16]．我々の施設においても，VLNT はあくまでリンパ機能の改善を目的とするものであり，リンパ液の鬱滞によるボリューム増大は適切な圧迫療法やリンパドレナージで，軟部組織の肥大や線維化は脂肪吸引などの減量術でコントロールするものと捉えている．

4．どこに移植するのか？

リンパ節の移植部位は，浮腫の部位や体格，リンパシンチグラフィーなどの画像所見をもとに，患者個別に決めるとする報告が多い．一般的には早期のリンパ浮腫であれば四肢の近位部，すなわち上肢の場合は腋窩部もしくは上腕内側に，下肢の場合は鼠径部もしくは大腿内側部へ移植することが多い．しかしながら，がん治療に伴うリンパ節郭清後の瘢痕や放射線治療後で線維化が強い場合は同部への移植が困難な場合がある．また，進行した晩期のリンパ浮腫ではリンパ液の輸送が高度に障害され，重力に従って四肢の遠位部に浮腫が強く出ているので，上肢の場合は前腕の掌側に，下肢の場合は内果周辺に移植するのがよいとされている[17]．

5. VLNT のリスクは？

患者自身の健常なリンパ節を採取することにより，リンパ瘻や漿液腫，あるいは医原性のリンパ浮腫が発生する可能性がある．Demiri らによるシステマティックレビューでは，鼠径リンパ節を用いた VLNT 189 件のうち 1.6% で下肢の医原性リンパ浮腫が発生したと報告している[18]．また Scaglioni らのコンプリヘンシブレビューでは鼠径リンパ節を用いた VLNT 185 件のうち 1.6% で，側胸部リンパ節を用いたもの 38 件のうち 13.2% で医原性リンパ浮腫が発生した一方，鎖骨上リンパ節，オトガイ下リンパ節，大網リンパ節を用いた場合は発生率がゼロであったと報告している[14]．術中にリンパ管のリバースマッピングを行い，四肢からの流れを受けるリンパ節を温存することで，医原性リンパ浮腫の発生を予防することが推奨されている[19]．

6. 周術期のリンパケアは？

VLNT は血管吻合を伴う組織移植術をリンパ浮腫の患肢に行うため，術後すぐに圧迫療法を開始することは困難であり，術後 4 週間で再開するとの報告が多い[20]．しかしこの再開までの期間についても，術前の浮腫の状態や使用する皮弁のボリューム，移植先，圧迫の方法などの要因によって一概には決められない．またリンパドレナージなども含めた複合的治療の再開時期や方法なども，体系だったものは構築されていない．これについては，当院の実施状況について後述する．

当院での VLNT

当院では標準的インドシアニングリーン（ICG）蛍光リンパ管造影検査（以下，ICG-LG）に基づいてリンパ浮腫の治療方針を決定している[21)～23)]．解剖研究に基づいた 5 か所の注入ポイントから ICG を投与し，患肢全周のリンパ管およびリンパ節をマッピングしてリンパの流速，DB の出現部位などを確認しながら，個々の状態にあわせたドレナージ方法と圧迫療法の調整を行っている．また入院による排液が必要な場合は連携施設のリンパ浮腫治療センターにて徹底的な複合的治療を実施している．治療が安定し維持期に入ったのち，浮腫の状況と ICG-LG の所見，そして患者の要望を総合して外科治療の方針を立てている．

当院での VLNT の適応は，① 複合的治療によるリンパケアが確立しており，② ISL 分類でステージ 1～2 期と診断され，③ LVA による治療で改善が乏しいもの，としている．また VLNT は脂肪吸引術などの減量術と異なり即効性はなく，数か月から数年かけてゆっくりと効果が出てくるため，この点について十分インフォームド・コンセントが得られていることが条件となる．

採取するリンパ節は，最近では専ら側胸部リンパ節を使用することが多い．この理由としては，解剖学的変異が少なく，外側胸動脈と胸背動脈双方のネットワークにより安定した皮弁血流が期待できること，同一術野から複数の皮弁が採取可能であること，採取部と移植部の 2 チームで同時進行が可能なこと，などが挙げられる．

いずれのリンパ節を採取するにしても，まずドナー部の医原性リンパ浮腫の発生を最大限予防すること，そして本当に血流のあるリンパ節を，必要な部位に移植することが最重要課題であり，当院では以下のポイントに注意して VLNT を実施している．

1. リンパシンチグラフィーと CT 血管造影による術前プランニング（図 2-a）

リンパシンチグラフィーにより，dermal backflow の出現部位を観察してリンパ節を遠位部に移植するか近位部に移植するかを判断する．また採取するリンパ節周辺の高解像度 CT 血管造影により，リンパ節門部に接続する穿通枝を確認し，皮弁の栄養血管を同定しておく．

2. 術中 ICG 蛍光リンパ管造影によるリバースマッピング（図 2-b）

術中皮弁採取に先立って，側胸部リンパ節を採取するのであれば上肢の，鼠径リンパ節を採取するのであれば下肢のリンパ管を ICG により造影し，それぞれの最終排液路となるリンパ節を確認する．このリンパ節は皮弁に含めずに挙上することで，医原性のリンパ浮腫発生を予防する

3. クリニカルパスの運用

周術期管理を統一するため，クリニカルパスを

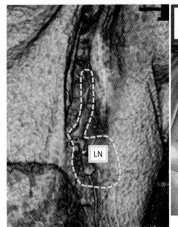
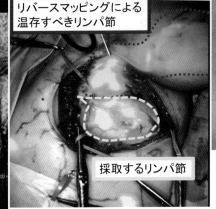

リバースマッピングによる
温存すべきリンパ節

採取するリンパ節

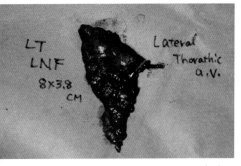

a|b|c
d|e

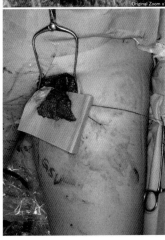
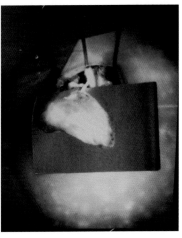

図 2.
側胸部リンパ節移植による左下肢リンパ浮腫の術中所見
- a：術前の造影CTにて採取すべきリンパ節とそれを栄養する血管を同定する.
- b：皮弁挙上に先立ってリバースマッピングを行い, 温存すべきリンパ節を確認する.
- c：挙上した側胸部リンパ節弁
- d：左鼠径部へ移植し, 血管吻合
- e：血管吻合後のICG血管造影では, 移植皮弁は良好に造影された.

表 1. VLNT クリニカルパス

		手術前日(入院)	手術当日 術前	手術当日 術後	術後1日目	術後2日目	術後3〜5日目	術後6日目	術後7日目(退院)
検査・処置		□マーキング □周径測定 □ICG蛍光リンパ管造影検査 □静脈エコー検査 □造影CT検査	手術室搬入		□エコーで移植リンパ節の確認(適宜) □末梢抜去	←	←	□退院前日に周径測定	□退院オリエンテーション □退院日朝体重測定
治療	注射		セファゾリンNa点滴						
治療	処置		手術 (全身麻酔：LNT)					抜糸 弾性ストッキング再開	
安静度		制限なし	OP迎えはストレッチャーで	ベッド上安静 ギャッチ15°まで	ギャッチ30°まで	血管吻合部の屈曲を避けて歩行可	←	←	制限なし
食事		常食	術前：絶飲食		常食 ※以後制限なし				
排泄		制限なし	尿管留置	←	←	尿管抜去 以後制限なし			
清潔		シャワー	不可	不可	清拭	清拭	創部防水しシャワー可	抜糸後は入浴可	←
観察項目		入院時バイタルサインズ	創部痛み(NRS) 腫脹,発赤,出血 ガーゼ汚染の有無	←	←	←	←	←	←

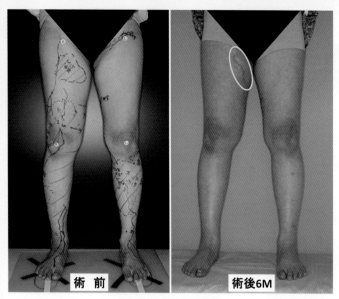

図 3. VLNT の症例
右下肢続発性リンパ浮腫に対し，鎖骨上リンパ節を右大腿基部へ移植した（黄丸）．術後は右下肢の硬さが改善した．

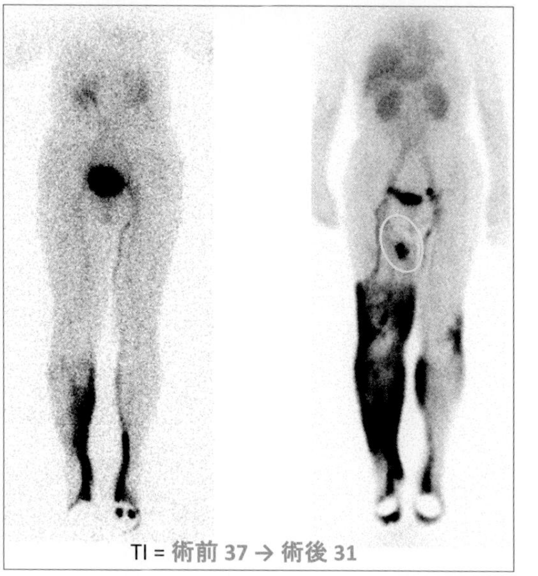

TI = 術前 37 → 術後 31

図 4. 術前後のリンパシンチグラフィの比較（図 3 と同一症例）
術後は右大腿基部に移植したリンパ節にトレーサーの集積を認める．Transport Index は術前 37 に対して術後 31 に改善した．

表 2. VLNT 前向け研究，患者背景

- 男性　3 名，女性　17 名
- 年齢　48±16（20～68）
- BMI　23.2±3.1（17.4～30）
- 原発性　8 名/続発性　12 名
- 上肢 1 肢/下肢 20 肢
- ISL ステージ　Ⅱa：7 肢　Ⅱb：11 肢　Ⅲ：3 肢
- 皮弁の種類　鎖骨下：4　オトガイ下：2　側胸部：15
- 移植先　近位移植：18　遠位移植：3

表 3. 周術期合併症

- 吻合部静脈血栓症　4 例（最初期の症例）
- 皮島壊死　2 例（鎖骨上 LNF）
- DVT　2 例（下肢 StⅢ）
- 顔面神経麻痺　2 例（一過性，オトガイ下 2）
- 医原性リンパ浮腫　2 例（一過性，オトガイ下 1，側胸部 1）

導入している（表 1）．リンパケアの再開時期としては，移植リンパ節の血流をカラードップラーエコーで確認して問題なければ，術後 6 日目より弾性ストッキングの着用とリンパドレナージの再開を許可している．

VLNT 前向き研究

当院において 2013 年 12 月から 2018 年 2 月の期間で，四肢リンパ浮腫患者で複合的治療を導入し維持期となった症例に対して，リンパ節移植術のみを予定した連続 20 例について，前向きに調査を行った．調査項目はアンケートによる満足度調査，周術期合併症，蜂窩織炎の頻度，四肢の周径測定値，デュロメーターによる硬度測定，3 次元ボリュメトリー，超音波エコーによる皮膚軟部厚測定，リンパシンチグラフィーによる Transport Index[24]，ICG-LG，間質リンパ管造影 CT である．満足度調査と周術期合併症以外は，術前と術後 6 か月時点での比較を行い検討した．

20 名の内訳は原発性リンパ浮腫が 8 名，続発性リンパ浮腫が 12 名で，上肢が 1 肢，下肢が 20 肢であった．ISL ステージの分類ではⅡ期早期が 7 肢，Ⅱ期晩期が 11 肢，Ⅲ期が 3 肢であった．

使用した皮弁の内訳は，鎖骨上リンパ節が 4，オトガイ下リンパ節が 2，側胸部リンパ節が 15 であり，患肢近位部への移植が 18 肢，遠位部への移植が 3 肢であった（表 2）．

周術期の合併症は全 12 件あり，吻合部静脈血栓が 4 件，皮島壊死が 2 件，深部静脈血栓症が 2 件であった．一過性の顔面神経麻痺が 2 件あり，い

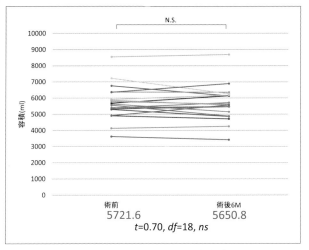

図 5. VLNT 前後のボリュームの変化（下肢のみ，n＝20）

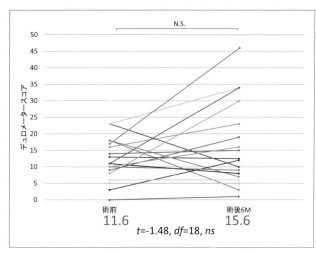

図 6. VLNT 前後のデュロメーターによる柔らかさの変化（下肢のみ，n＝20）

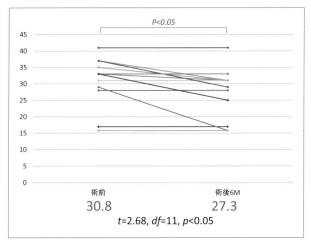

図 7. リンパシンチグラフィによる Transport Index の変化（下肢のみ，n＝12）

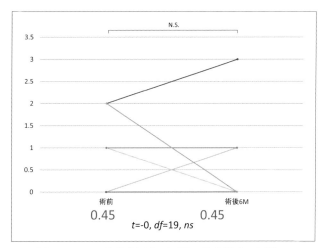

図 8. VLNT 前後（直近 6 か月）の蜂窩織炎の回数の変化（下肢のみ，n＝20）

ずれもオトガイ下リンパ節を採取したものであった．一過性の医原性リンパ浮腫が 2 件あり，オトガイ下リンパ節採取によるものが 1 件，側胸部リンパ節採取によるものが 1 件で，いずれも術後 6 か月までに消失した（表 3）．

定量的な評価では，治療前後でのボリュームの変化，デュロメーターによる柔らかさの変化，そして蜂窩織炎の回数の変化では有意な差がなく，リンパシンチグラフィーによる Transport Index のみが術前 30.8 であったのに対して術後 6 か月で 27.3 と僅かではあるが有意差を持って改善していた（図 5～8）．

この調査では比較的に周術期の合併症が多かっ

たが，VLNT 開始初期の例に多く，症例数を重ね側胸部リンパ節をメインとして使用するようになってから合併症は減少した．患肢のボリュームやデュロメーターでの改善が得られていないが，これは当院の場合術前にしっかりとしたリンパケアを行っており，浮腫が良好にコントロールされた状態での VLNT であるため，改善が得られにくかったものと考える．また Transport Index の改善率が低かったが，術後 6 か月での評価であり，VLNT の治療機序を考えるともう少し長期経過した時点での評価が必要ではないかと考える．

患者アンケート調査では，むくみの改善はさほど感じないが，硬さや重だるさは改善したとの回

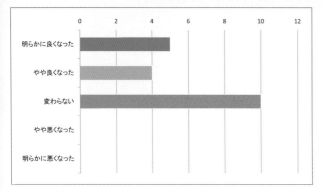

図 9. アンケート調査：脚のむくみはいかがですか？

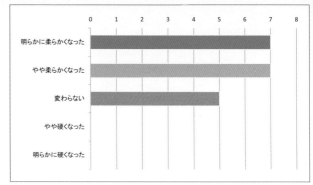

図 10. アンケート調査：脚の硬さはいかがですか？

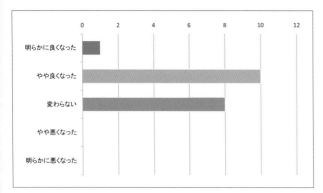

図 11. アンケート調査：脚の重い感じ，だるい感じは？

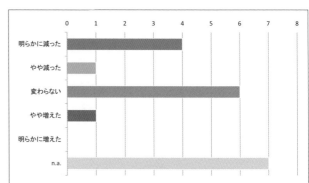

図 12. アンケート調査：蜂窩織炎の回数は？

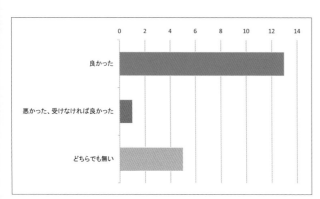

図 13. アンケート調査：リンパ節移植術を受けていかが
でしたか？

答が多く，満足度は高いと傾向にあった（図 9～
13）．

VLNT 後のリンパケアについて

　当院では術前から術後まで通して，リンパ浮腫
認定セラピストとの連携が非常に取りやすい状況
にあるが，現状としては VLNT の周術期のリンパ
ケア，特に術後のケアについては確立した方法は
まだない．現状ではスムーズに術前と同じような
ケアができるよう，以下のように留意している．

1．リンパドレナージ

　術前では，最終排液リンパ節や ICG 蛍光リンパ
管造影によって得られた情報に基づいてドレナー
ジ方向を決めて行うが，術後は移植したリンパ節
にリンパ流が得られるような方向に患者が行える
よう指導する．

2．バンテージ

　リンパ節移植術後は外科的治療によって形成さ
れた新しい適正なリンパ流を作るため，圧迫によ
り適切な圧勾配を整えることが必要である．術後
は創部の安静保持や痛みのため，すぐに圧迫療法
を獲得し実施するのは難しいため，術前に手技を
獲得するように指導を行っている．

　当院では，リンパ管静脈吻合術や脂肪吸引術を
リンパ浮腫の程度により行っているが，リンパ節
移植後は脂肪吸引術後のように，急激な形状の変
化はない．よって，直後はリンパ流を形成してい
きつつ，創部の安静のために創部の下部までの圧
迫とし，ADL 拡大に伴い，術前に獲得した圧迫方
法を段階的に実施していき，維持できるように指

導する.

退院後は，外来受診時に術後状態を評価し，状態に合わせた圧迫圧のステップアップを指示する．圧迫方法の変化させた場合には，圧迫効果の確認と修正のため，1～3か月後に受診を指示している．

3．弾性着衣

VLNT では，直後の患肢形状の変化が少ないため，術前から，術後を想定したストッキングを用意，装着練習をしておく．バンデージ同様に浮腫状態や圧迫効果，生活様式によって実施可能であるかなどを総合的に判断して選定を行う．当院に手術目的で紹介される患者の多くは丸編みストッキングを使用している．必要に応じて平編みストッキングを選定する場合も多く，着用手順や着用自体に慣れておく必要もある．術創部の痛みは，退院時には鎮痛薬を内服するほどではないが，装着時には創部に力が入ってしまったり，下肢であれば術後の組織浮腫が退くまでは鼠径部の曲がりにくさが残っているため，装着はより困難を要する．術前から装着に慣れておくことが重要で，術後の装着コンプライアンスが上がると考えている．

まとめ

国内ではリンパ浮腫に対する VLNT はまだまだ実施施設が少なく，客観的な治療効果を示すデータに乏しい．リンパの解剖生理学に基づいた評価方法の確立と，患者の QOL 評価の双方を行い，VLNT のエビデンスの構築を図っていく必要があると考える．また，VLNT は移植後治療効果が現れるまで長期間の経過観察が必要であり，その間患者はセルフケアを継続していく必要がある．そこで重要なのは，リンパセラピストの介入であり，浮腫状態に応じた細かいケアの調整を行なっていくことが必須と思われる．

参考文献

1) Clodius, L., et al.：The lymphatics of the groin flap. Ann Plast Surg. **9**：447-458, 1982.
2) Cheng, M. H., et al.：Vascularized groin lymph node flap transfer for postmastectomy upper limb lymphedema：flap anatomy, recipient sites, and outcomes. Plast Reconstr Surg. **131**(6)：1286-1298, 2013.
3) Akita, S., et al.：Comparison of vascularized supraclavicular lymph node transfer and lymphaticovenular anastomosis for advanced stage lower extremity lymphedema. Ann Plast Surg. **74**(5)：573-579, 2015.
4) Cheng, M. H., et al.：A novel approach to the treatment of lower extremity lymphedema by transferring a vascularized submental lymph node flap to the ankle. Gynecol Oncol. **126**(1)：93-98, 2012.
5) Barreiro, G. C., et al.：Lymph fasciocutaneous lateral thoracic artery flap：anatomical study and clinical use. J Reconstr Microsurg. **30**(6)：389-396, 2014.
6) Ciudad, P., et al.：The laparoscopic right gastro-epiploic lymph node flap transfer for upper and lower limb lymphedema：Technique and outcomes. Microsurgery. **37**(3)：197-205, 2017.
7) Coriddi, M., et al.：Vascularized Jejunal Mesenteric Lymph Node Transfer：A Novel Surgical Treatment for Extremity Lymphedema. J Am Coll Surg. **225**(5)：650-657, 2017.
8) Shesol, B. F., et al.：Successful lymph node transplantation in rats, with restoration of lymphatic function. Plast Reconstr Surg. **63**：817-823, 1979.
9) Viitanen, T. P., et al.：Lymphatic vessel function and lymphatic growth factor secretion after microvascular lymph node transfer in lymphedema patients. Plast Reconstr Surg Glob Open. **1**：1-9, 2013.
10) Huang, J. J., et al.：Lymph node transplantation decreases swelling and restores immune responses in a transgenic model of lymphedema. PLoS One. **11**：e0168259, 2016.
11) Chen, H. C., et al.：Lymph node transfer for the treatment of obstructive lymphoedema in the canine model. Br J Plast Surg. **43**：578-586, 1990.
12) Ito, R., et al.：Proposed pathway and mechanism of vascularized lymph node flaps. Gynecol Oncol.

141 : 182–188, 2016.

13) Cheng, M. H., et al. : The mechanism of vascularized lymph node transfer for lymphedema : Natural lymphaticovenous drainage. Plast Reconstr Surg. **133** : 192–198, 2014.

14) Scaglioni, M. F., et al. : Comprehensive review of vascularized lymph node transfers for lymphedema : Outcomes and complications. Microsurgery. **38**(2) : 222–229, 2018.

15) Schaverien, M. V., et al. : Vascularized Lymph Node Transfer for Lymphedema. Semin Plast Surg. **32**(1) : 28–35, 2018.

16) Ciudad, P., et al. : Surgical Management of Lower Extremity Lymphedema : A Comprehensive Review. Indian J Plast Surg. **52**(1) : 81–92, 2019.

17) Batista, B. N., et al. : Lymph node flap transfer for patients with secondary lower limb lymphedema. Microsurgery. **37**(1) : 29–33, 2017.

18) Demiri, E., et al. : Donor-Site Lymphedema Following Lymph Node Transfer for Breast Cancer-Related Lymphedema : A Systematic Review of the Literature. Lymphat Res Biol. **16**(1) : 2–8, 2018.

19) Dayan, J. H., et al. : Reverse lymphatic mapping : a new technique for maximizing safety in vascularized lymph node transfer. Plast Reconstr Surg. **135**(1) : 277–285, 2015.

20) Dionyssiou, D., et al. : A randomized control study of treating secondary stage Ⅱ breast cancer-related lymphoedema with free lymph node transfer. Breast Cancer Res Treat. **156**(1) : 73–79, 2016.

21) Shinaoka, A., et al. : Correlations between Tracer Injection Sites and Lymphatic Pathways in the Leg : A Near-Infrared Fluorescence Lymphography Study. Plast Reconstr Surg. **144**(3) : 634–642, 2019.

22) Matsumoto, K., et al. : Exercise-Loaded Indocyanine Green Fluorescence Lymphangiography for Diagnosing Lymphedema. J Reconstr Microsurg. **35**(2) : 138–144, 2019.

23) 山田　潔ほか：標準的 ICG-LG に基づいたリンパ浮腫外科治療. 日リンパ浮腫治療会誌. **3**(1)：30–38，2019.

24) Kleinhans, E., et al. : Evaluation of transport kinetics in lymphoscintigraphy : follow-up study in patients with transplanted lymphatic vessels. Eur J Nucl Med. **10**(7–8) : 349–352, 1985.

PEPARS No.164：87-92, 2020

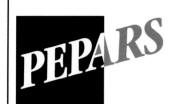

◆特集／むくみ診療の ONE TEAM―静脈？リンパ？肥満？―

働く女性，キャンサーサバイバーにとってのスポーツ

佐藤元律[*1]　田村好史[*2]

Key Words：脂肪筋(intramyocellular lipid)，生活習慣病(lifestyle-related diseases)，癌(cancer)，介護(care)，身体活動量(amount of physical activity)

Abstract　身体を動かすことは様々な恩恵をもたらす．メタボリックシンドロームや2型糖尿病発症のリスクとなるインスリン抵抗性には筋肉の細胞内に脂肪が蓄積する「脂肪筋」が関与している可能性が示されてきたが，歩数を増やすことで改善されることが明らかとなってきた．脂肪筋蓄積は，肥満者だけでなく，血糖値の高い痩せた女性にも蓄積していることがわかっており，運動による改善が期待できる．身体活動量は癌にも密接な関わりがあり，発症リスクと逆相関を示している．既に癌に罹患している人においても，運動を行うことで特定の癌の生存率やQOLの改善が期待される．また，近年のトピックスである介護予防にもつながる．しかしながら，実際の運動実施率が低いのが問題であり，上記のような改善効果を得るためには，「運動」＋「生活活動」の「身体活動量」を上げていくことが重要である．必ずしも激しい運動をしなければならないわけではなく，生活活動量を増やすなどにより，身体活動量全体を増やすことも有益であると考えられている．

はじめに

　運動を行う，身体活動量を増やすことにより，一般的に筋量増加，筋力増加，心肺機能向上，消費エネルギー向上，ストレス発散等のメリットがあることが知られており，それ以外にも，運動することは，個人にひいては社会全体に様々な恩恵をもたらす．本稿では，具体的にどのようなメリットがあるかを医学的な観点から解説する．

生活習慣病への予防，改善効果

　運動の医学的な効果として一番に挙げられることとしては，生活習慣病に対する予防・改善効果がある．不適切な食生活や運動不足によって内臓脂肪が蓄積し，糖尿病，高血圧，脂質異常症等の複数の生活習慣病を合併するいわゆる「メタボリックシンドローム」が近年問題となっている．このような状態に対して，身体活動量増加や習慣的な運動を行うことにより，エネルギー消費量が増加し，内臓脂肪や皮下脂肪がエネルギー源として利用されて，腹囲や体重が減少することが示されている[1]．また，47件8,538人の解析を行ったメタアナライシスによると，有酸素運動あるいはレジスタンス運動，または両方の運動を12週間以上行った場合，有酸素運動でHbA1c 0.73%，レジスタンス運動で0.57%，両方で0.51%の低下を認めた[2]．また，運動によって血管内皮機能，血流調節，動脈伸展性等を改善し，降圧効果が得られ[3]，骨格筋のリポプロテインリパーゼ(LPL)活性が増大し，トリグリセリド(血中カイロミクロン，VLDL およびそれらのレムナントに多く含まれる)の分解が促進されて，HDL コレステロールが増加することが報告されている[4]．

*1 Motonori SATO，〒113-8421　東京都文京区本郷2-1-1　順天堂大学大学院代謝内分泌内科学
*2 Yoshifumi TAMURA，順天堂大学大学院代謝内分泌内科学，准教授／同大学大学院スポーツ医学・スポートロジー，准教授／同大学国際教養学部グローバルヘルスサービス領域，教授

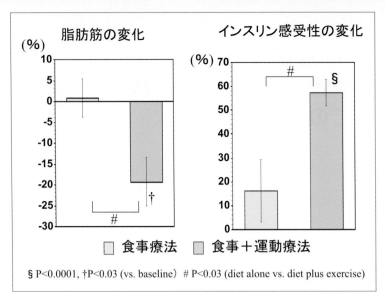

脂肪筋の変化 / インスリン感受性の変化

§ P<0.0001, †P<0.03 (vs. baseline) # P<0.03 (diet alone vs. diet plus exercise)

図 1.
食事・運動療法による脂肪筋とインスリン感受性の変化

□ 食事療法　■ 食事＋運動療法

運動が生活習慣病の予防や治療に
有効であるメカニズム

　インスリンは筋肉に作用して糖取り込みを促進し血糖値を下げる作用がある．骨格筋は体重の50～60％程度を占める人体最大の臓器であり，多くの糖を貯蔵することができるため，その作用が低下する（インスリン抵抗性）ことは，2型糖尿病やメタボリックシンドロームの発症における重要なリスクとなり，現在までに骨格筋にインスリン抵抗性が発生するメカニズムについて，様々な仮説が提唱されている．以前は，太ると脂肪組織から脂肪が漏れ出し（リピッドスピルオーバー），それが筋肉の細胞内に「脂肪筋」として蓄積され，溜まった脂肪が毒性を発揮することによりインスリン抵抗性が生じると考えられてきたが，近年の研究でこれ以外にも脂肪筋が蓄積するルートがあることが明らかになってきている．例えば，2週間の糖尿病教育入院となった2型糖尿病患者14名を食事療法単独，または食事＋運動療法により加療を行う2群に分け，入院前後に脂肪筋や脂肪肝を定量評価し，同時に筋インスリン感受性，肝糖取り込み率を測定したところ，脂肪肝は両群ともにほぼ同等に約30％減少し，それに伴って肝糖取り込みは増加した．骨格筋に関しては，食事療法単独では脂肪筋と筋インスリン感受性は有意に変化

しなかったが，食事＋運動療法群では脂肪筋が19％減少し，筋インスリン感受性は57％増加した[5]（図1）．ここで行われた運動は主に歩行で，入院前に比べておおよそ3,000歩ほど毎日歩数が増えた程度であった．また，50名の非肥満男性に対して3日間の高脂肪食を負荷し，脂肪筋の変化やインスリン感受性の変化について観察を行ったところ，体力が低く，歩数も少ない人では，脂肪筋の蓄積とインスリン感受性の低下が生じやすいことも明らかとなっている[6]．これらのことから，骨格筋，肝臓への脂肪蓄積は食事や運動といった生活習慣に直接影響を受け，肥満とは独立してインスリン抵抗性を規定している可能性が考えられている（図2）．

痩せた女性にとっての運動

　肥満者のみにスポーツが薦められ，非肥満者はする必要がないかというとそうではない．例えば，一般的に糖尿病は肥満者のみがリスクと思われがちであるが，非肥満者であるBMIが18.5 kg/m²未満のやせ型においてもBMIが25 kg/m²以上の肥満者と同様にリスクは高く，U字カーブを描くことが知られる[7]．他にも全死亡率，癌死亡率，心疾患，脳血管疾患も同様なU字カーブもしくはJ字カーブを示すことが複数のコホート研究の解析で示されており[8]，これに関連して，握力の値

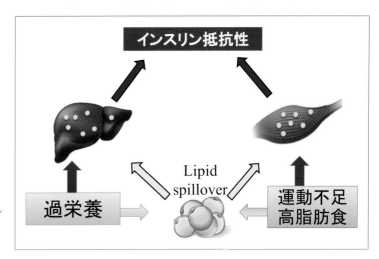

図 2.
脂肪肝・脂肪筋蓄積経路とインスリン抵抗性

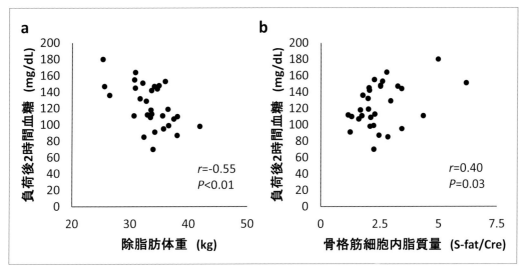

図 3. 痩せた時閉経後女性において, 75 g 経口糖負荷試験による負荷後2時間血糖値は,
除脂肪体重(筋肉量を反映)(a)や骨格筋細胞内脂質量(脂肪筋量)(b)と相関した.

で低, 中, 高と3群で分けた場合, 低い群で心筋梗塞, 脳卒中, 癌の死亡リスクが一番高くなるという研究[9]から, 筋力との関連が示唆される. 特に, 我が国の痩せた女性の割合は先進諸国の中でトップクラスであり, そのような女性での様々な疾患リスクが懸念される. この点に関して, 私たちの研究でも BMI 18.5 kg/m^2 未満のやせた女性のうち, 糖負荷後の血糖値が高いことは, 筋肉量が少なく, 脂肪筋が蓄積していることと正に相関していることが明らかとなっている[10](図3). よって, 低体重者では, 筋肉量が不足していて, 脂肪筋が蓄積していることが, 糖尿病リスクを増加させていると捉えられる. このような痩せた女性にとっては, 骨格筋細胞内脂質を減少させるよ

うな有酸素運動や, 骨格筋量を増やすレジスタンス運動は, ともに有用な介入方法と考えられる.

癌と身体活動

運動は, 日本人の生活習慣病, それに引き続く動脈硬化性疾患の予防・治療効果だけでなく, 日本人の死因順位1位である悪性新生物に関しても予防効果があることが様々な研究で示されている. 例えば, 国立がん研究センターなどが実施している多目的コホートである JPHC 研究では, 身体活動量(Mets・時間)によって4群にグループ分けして比較し, 男女とも, 身体活動量が多いほど, 癌にかかるリスクが低下することが示されている. 身体活動量の最小群と最大群を比較した場

合，癌罹患リスクは，男性で 0.87 倍，女性で 0.84 倍であり，部位別に見ると，男性では結腸癌・肝癌・膵癌で，女性では胃癌で，身体活動最大群において有意に罹患リスクが低下していた[11]．元々体調が悪くて運動ができなかった人を除外するために 3 年以内に癌を発症した人を除外し再分析しても同様の結果となった．つまり身体活動量を増やすことが癌の予防につながる可能性が示唆されている．

キャンサーサバイバーにとっての運動

運動は癌の予防効果だけでなく，既に診断を受けた方，「キャンサーサバイバー」にとっても生活の質（QOL）を向上させ，死亡率，再発率を低下させるために有用とされている．米国スポーツ医学会（ACSM）が 2019 年に米国がん学会と国立がん研究所の専門家とで発表した「Exercise Guide-lines for Cancer Survivors」[12]によると，乳癌を対象とした研究では，乳癌治療を経験した女性のうち，適度な運動を行う女性では，行わない女性に比べて，乳癌の再発率が 24%，死亡率が 34%（全死亡率を 41%）それぞれ低いことがわかった．他にも運動は結腸直腸癌，前立腺癌の生存率を向上させるとされている．また，手術後や放射線・化学療法中の癌患者の 70% が疲労感や体力低下がみられキャンサーサバイバーの 30% が体力や持久力の低下を経験しているとの報告がある．また，運動をすることにより，骨格筋を増加し，エネルギー消費を増加させることで，肥満，カヘキシア予防・改善，身体機能の改善が期待され，また，倦怠感や不安などの苦痛を伴う症状を軽減し QOL の改善効果があると報告されている．

高齢女性にとっての運動

高齢女性にとっても運動・スポーツは有用である．周知の通り，日本は平均寿命，高齢化率ともに高いという，世界でも類を見ない超高齢化社会であり，今後も高齢化率は更に上昇していくと考えられている．既に現在の超高齢化社会は社会に様々なひずみを生み出しているが，中でも社会保障の負担増加は無視できない問題となっている．社会保障負担の中でも特に医療，介護に関する費用は大きなウエイトを占めるが，これらは運動によって予防もしくはリスクを減少し得ることができる．ここで，本邦での高齢女性の介護が必要となった原因をみてみると（平成 28 年国民生活基礎調査 https://www.mhlw.go.jp/toukei/saikin/hw/k-tyosa/k-tyosa16/index.html），男性の場合は脳卒中・認知症・高齢による衰弱の順に多いが，女性の場合は認知症・骨折転倒・高齢による衰弱・関節疾患と筋肉，骨のトラブルによるものが多くを占め，多くは運動によって予防やリスクを減少できると考えられる．例えば，日本の篠栗町住民 1,678 名を中高強度身体活動の実施状況と，その後 6 年間の要支援・要介護認定との関連を調査したところ，中高強度身体活動量と機能障害率と相関していることが示されている[13]．つまり，運動を行うことは，個人の健康増進や疾病予防だけでなく，増え続ける医療・介護保険費用の抑制にもつながるため，医師全体の必須事項であると考えられる．

実際にどのように運動指導すればいいか

患者の運動療法実施率がどの程度かというと，運動療法の有用性が様々な文献で示され周知されているはずの糖尿病患者においても，実際の実施率は約 50% と半数のみにとどまっていることが本邦の糖尿病患者 5,100 名へのアンケートでわかっている[14]．また，その原因としては「運動する時間がない」がトップの理由となっており，逆に，運動療法を初診糖尿病患者に指導している医師の割合も専門医・一般内科医ともに 50% 未満であることが糖尿病学会の医師への調査でわかった[15]．具体的な運動指示をしているかどうかを問うと，その割合は 10% 未満とさらに少なくなる．運動のメリットは前述してきたように明らかではあるが，では実際にどのように運動療法を指導するとよいのだろうか？

運動をしない原因として「時間がない」というのは、働く女性にとっては、仕事し家に帰ってからも家事・子育てに追われるなかで、なかなかまとまった時間がとれないのは事実だと思う。また、運動内容も種類の好みや至適な強度は個人差が大きく一概に一般化するのが難しい部分がある。しかしながら何かスポーツをするということだけが身体を動かすことではなく、それ以外の家事などで身体を動かすことも何らかの健康効果をもたらすと考えられており、現在では、意識的に健康のために身体を動かす「運動」と、無意識のうちに生活の中で身体を動かす「生活活動」の和である「身体活動」を増加させることが重視されるようになっている。例えば、アメリカ糖尿病学会の2015年のrecommendationでは、「breaking-up：90分以上座位を続けたら、一度立つこと」が新たに加わり、2016年のPosition statementでは「30分毎に短時間（5分以下）の軽い身体活動」をするよう推奨されている。実際にLevinらが行った研究でも、痩せている人（平均BMI 23 kg/m^2）は肥満の人（平均BMI 33 kg/m^2）に比べ座位の時間が164分/日短く、逆に立っているか動いている時間が152分/日長かったことが示されている[16]。要介護リスクにおいても、WHOでは、中高強度身体活動は1回あたり10分以上継続することが望ましい、とされているが、たとえ1回10分未満の運動でも1日の平均時間が長くなるほど要介護リスクは低下することが前述した日本の篠栗町住民1,678名の6年間の追跡調査でわかっている[13]。したがって、忙しい場合でも隙間時間や生活活動の中で身体を動かすように意識することがまず勧められる。今ではスマートフォンなどで簡単に歩数を計測できるので、1日の歩数をカウントし、8,000歩を目指してもらうのが第一の指標である。さらに週末などにジョギングなどのスポーツに取り組むとさらなる健康効果が期待される。また、キャンサーサバイバーには、その時の身体の状態に注意しながら、ウォーキングなどの有酸素運動と、筋力トレーニングを、1セッションあたり約30分間、週3回以上、合計すると週に計150分間の運動を行うことが、推奨されている。

おわりに

ほとんどの医師や患者は運動が重要だと考えているが、実際に運動を実施できているかというと私達指導する立場の医師も日々の診療・研究の忙しさのためにできていなかったり、なかなか患者に具体的なメリットを説明・理解していただくのは難しい時がある。ただし本稿で書いたように運動によって得られるメリットは非常に高く、時間のない中でも日々の活動量を上げることがご本人、社会にとっても大きなメリットとなる。本稿が読者様の日々の診療の助けになれば幸いである。

参考文献

1) Ohkawara, K., et al.：A dose-response relation between aerobic exercise and visceral fat reduction：systematic review of clinical trials. Int J Obes(Lond). 31(12)：1786-1797, 2007.

2) Umpierre, D., et al.：Physical activity advice only or structured exercise training and association with HbA1c levels in type 2 diabetes：a systematic review and meta-analysis. JAMA. 305(17)：1790-1799, 2011.

3) Cornelissen, V. A., Smart, N. A.：Exercise training for blood pressure：a systematic review and meta-analysis. J Am Heart Assoc. 2(1)：e004473, 2013.

4) Kodama, S., et al.：Effect of aerobic exercise training on serum levels of high-density lipoprotein cholesterol：a meta-analysis. Arch Intern Med. 167(10)：999-1008, 2007.

5) Tamura, Y., et al.：Effects of diet and exercise on muscle and liver intracellular lipid contents and insulin sensitivity in type 2 diabetic patients. J Clin Endocrinol Metab. 90(6)：3191-3196, 2005.

6) Sakurai, Y., et al.：Determinants of intramyocellular lipid accumulation after dietary fat loading in non-obese men. J Diabetes Investig. 2(4)：310-317, 2011.

7) Tatsumi, Y., et al.：U-shaped relationship between body mass index and incidence of dia-

betes. Diabetol Int. **3**(2) : 92-98, 2012.

8) Sasazuki, S., et al. : Body mass index and mortality from all causes and major causes in Japanese : results of a pooled analysis of 7 large-scale cohort studies. J Epidemiol. **21**(6) : 417-430, 2011.

9) Leong, D. P., et al. : Prognostic value of grip strength : findings from the Prospective Urban Rural Epidemiology(PURE)study. Lancet. **386** (9990) : 266-273, 2015.

10) Someya, Y., et al. : Characteristics of glucose metabolism in underweight Japanese women. J Endocr Soc. **2**(3) : 279-289, 2018.

11) Inoue, M., et al. : Daily total physical activity level and total cancer risk in men and women : results from a large-scale population-based cohort study in Japan. Am J Epidemiol. **168**(4) : 391-403, 2008.

12) Campbell, K. L., et al. : Exercise Guidelines for Cancer Survivors : Consensus Statement from International Multidisciplinary Roundtable. Med Sci Sports Exerc. **51**(11) : 2375-2390, 2019.

13) Chen, T., et al. : . Dose-response association between accelerometer-assessed physical activity and incidence of functional disability in older Japanese adults : A 6-year prospective study. J Gerontol A Biol Sci Med Sci. : glaa046, 2020.

14) 佐藤　祐ほか : わが国における糖尿病運動療法の実施状況(第2報)—患者側への質問紙全国調査成績—. 糖尿病. **58**(11) : 850-859, 2015.

15) 糖尿病運動療法・運動処方確立のための学術調査研究委員会, 佐藤　祐ほか : わが国における糖尿病運動療法の実施状況(第1報)—医師側への質問紙全国調査成績—. 糖尿病. **58**(8) : 568-575, 2015.

16) Levine, J. A., et al. : Interindividual variation in posture allocation : possible role in human obesity. Science. **307**(5709) : 584-586, 2005.

PEPARS No.164：93-102, 2020

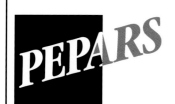

◆特集／むくみ診療の ONE TEAM—静脈？リンパ？肥満？—

リンパ浮腫治療における運動療法とリハビリテーション科の関わり

上野　高明*

Key Words：運動療法(therapeutic exercise)，複合的理学療法(complex physical therapy)，生活機能(functioning)，国際生活機能分類(ICF：International Classification of Functioning, Disability and Health)，有酸素運動(aerobic exercise)，レジスタンス運動(resistance exercise)，水中運動(aquatic exercise)，スマートデバイス(smart device)

Abstract　リンパ浮腫の複合的治療では，各専門職からなるチームアプローチが重要であり，運動療法においてはリハビリテーション専門職が中心的な役割を担う．近年リンパ浮腫に対する運動療法の有用性を示す報告が増えており，ガイドラインでも運動療法は予防・治療ともに推奨されている．特に弾性着衣などによる圧迫下での運動は，筋ポンプ作用によるリンパドレナージであり，発症予防効果に加え発症後も浮腫を増悪させることなく患肢の運動機能を向上できるため，積極的な導入が勧められる．運動療法は浮腫の改善だけでなく，リンパ浮腫患者の体重管理，身体機能改善，QOL向上にも有効であるが，長期的に運動を継続することは容易ではない．運動の継続には，患者自身が必要性を理解し主体的に運動に取り組むことが重要だが，医療者側では，個々の能力や生活背景に合わせて適切な運動を指導することや，運動の成果に対する評価をすることで，常に患者に寄り添いサポートしていく姿勢が重要になる．

はじめに

リンパ浮腫に対する標準的治療は，圧迫療法・圧迫下の運動療法・用手的リンパドレナージ・スキンケアからなる複合的理学療法に，日常生活指導やセルフケア指導を加えた複合的治療(複合的理学療法を中心とする保存的治療)である．複合的治療においては，各専門職からなるチームアプローチが重要であり，リハビリテーション専門職は主に運動療法において中心的な役割を担う．本稿では，リンパ浮腫複合的治療における運動療法とリハビリテーション専門職の役割について，当院での下肢リンパ浮腫患者に対する入院保存治療の取り組みも含めて述べる．

リハビリテーション医療とその視点

リハビリテーション医学とは，様々な疾患や病態などにより低下した機能と能力を回復し，人々の活動を育む医学分野である．疾患そのものだけでなく，生活機能全体に着目してアプローチすることで，生活の質(Quality of Life：QOL)の向上を目指す点が特徴である．「生活機能(functioning)」とは，2001年に世界保健機構(World Health Organization：WHO)により制定された国際生活機能分類(International Classification of Functioning, Disability and Health；ICF)で提唱された，「心身機能・構造」，「活動」，「参加」の3者を包括する概念である[1]．ICFの生活機能モデルは，「生きることの全体像」を表しており，生活機能の3レベル(「心身機能・構造」：心身の働き，「活動」：生活行為，「参加」：家庭・社会への関与・役割)は，それぞれ単独に存在するのではなく，相互に影響を与え合い，また「健康状態」や背景因子であ

* Takaaki UENO, 〒151-8528　東京都渋谷区代々木 2-1-3　JR 東京総合病院リハビリテーション科，主任医長

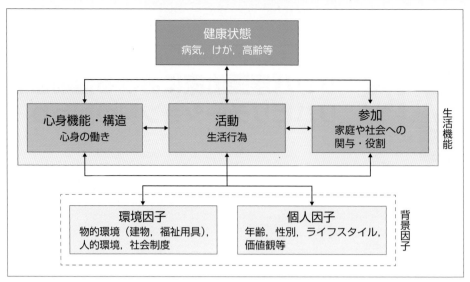

図 1. ICF の生活機能構造モデル

る「環境因子」と「個人因子」からも相互に影響を受けている(図1).リンパ浮腫の治療で考えた場合,リンパ浮腫という病態は「健康状態」に位置付けられるが,リハビリテーション医療では,浮腫の改善だけに目を向けるのではなく,リンパ浮腫によって生じる関節可動域制限や筋力低下といった心身機能の障害や,階段の昇りづらさや床へのしゃがみづらさなどの活動制限,仕事や趣味活動などへの参加制限,さらには患者を取り巻く生活環境やライフスタイルなどの背景因子についても目を向け,総合的にアプローチしていくことになる[2].この視点は,日常生活やセルフケアの指導を行う上でも重要であり,職種にかかわらずリンパ浮腫治療に携わる全ての医療者が共通に持つべき視点である.

リンパ浮腫における運動療法のエビデンス

運動療法は,これまでもリンパ浮腫の予防・治療において重要な位置を占めると考えられてきたが,質の高い臨床研究は少なかった.近年,上肢を中心にリンパ浮腫に対する運動療法の有効性を示す報告が増加しており,日本リンパ浮腫学会によるガイドラインでも,上肢では予防・治療ともに科学的な根拠を持って推奨されている[3].特に弾性着衣や弾性包帯による圧迫下での運動は,筋ポンプ作用を利用したリンパドレナージであり,

発症予防効果に加え,発症後も浮腫を増悪させることなく患肢の運動機能を向上できるため,積極的な導入が勧められる(図2).上肢については,予防のエビデンスグレードは Probable(ほぼ確実),治療の推奨グレードは B(ある程度の科学的根拠があり,実践するように推奨する)となっている.下肢についても症例対照研究で同様の結果が得られており,予防については Limited-suggestive(可能性あり),治療については C1(行うことを考慮してもよいが十分な科学的根拠はない)となっており,今後さらなるエビデンスの蓄積が期待される[4].ガイドラインでは体重についても言及しており,肥満はリンパ浮腫の危険因子であり,適切な体重管理指導は浮腫を軽減すると述べているが,運動療法は肥満の予防や体重管理においても有効である.また,本邦におけるリンパ浮腫の多くは,がんの手術や放射線治療に伴う二次性のリンパ浮腫であり,運動療法はリンパ浮腫だけでなく,がんサバイバーの身体機能や QOL の改善にも重要と考えられている.米国スポーツ医学会(ACSM;American College of Sports Medicine)によるがんサバイバーのための運動ガイドラインでは,がん患者においても運動は,浮腫のリスクを上げることなく,身体機能の改善,倦怠感や不安などの苦痛を伴う症状の軽減,QOL の向上などの効果が期待できるとして推奨されてい

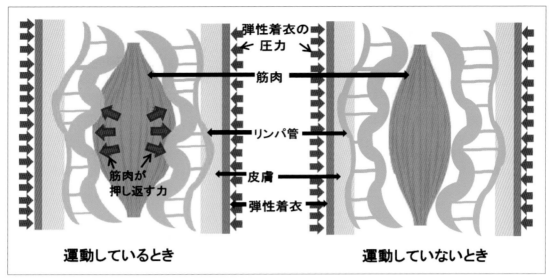

図 2. 圧迫下での運動(イメージ)
圧迫下での運動は，筋肉の収縮による筋ポンプ作用でリンパ還流を促す．

る[5]．運動強度についても，最初は低いレベルの強度でリスクを管理しながら運動をする必要があるが，慣れてくれば健常者と同じレベルまで運動強度は高められるとしており，ウォーキングなどの有酸素運動と筋力トレーニングを1セッションあたり約30分間，週3回以上，合計で週150分間程度の運動が推奨されている．

リンパ浮腫治療で用いられる運動とその効果

リンパ浮腫では，浮腫の軽減だけでなく，筋力増強，活動性の維持，体重減量，QOL改善などを目的に運動が行われる．またドレナージ効果を高めるため，運動は圧迫下で行うことが推奨されている．運動の種類，時間，期間など標準化された指針は今のところ確立されてはいないが，呼吸訓練，ストレッチ，有酸素運動，レジスタンス運動，水中運動などが有効と考えられている．

<呼吸訓練>

呼吸による胸腔および腹腔内圧の変化は，深部リンパ系の還流を促進させる．腹式呼吸は腹腔内圧を高めることにより，腹部のリンパの流れを促進させ，さらに深呼吸による胸腔内圧の陰圧増大は，胸管を刺激することで深部リンパ系の還流を促進すると考えられる．

呼吸訓練単独での効果を示すエビデンスはない

が，エクササイズと深呼吸を組み合わせてリンパ浮腫患肢体積が有意に低下したという報告がある[6]．呼吸訓練はいつでも，どこでも，気軽に行うことができ，日常生活の中に取り入れやすい運動である．ウォーミングアップやクールダウンの目的で他の運動と組み合わせて行われることも多い．

<ストレッチ>

ストレッチは，リンパ浮腫による皮膚の硬さをほぐし，筋肉や関節の柔軟性を改善させる．皮膚が動くことによる浅層リンパ管への刺激や，筋肉の伸長によるリンパ管と静脈への圧迫刺激などがリンパ還流を促進すると考えられる[7]．またリンパ浮腫に合併する関節可動制限の改善効果なども期待できる．運動強度は高くないため，呼吸訓練と同様にウォーミングアップやクールダウンの目的で他の運動と組み合わせて行われることも多い．

<有酸素運動>

有酸素運動とは，筋肉を収縮させる際のエネルギーに酸素を使う運動で，体内に貯蔵された糖質や脂質を燃焼させることでエネルギーを産生する．軽度または中等度の負荷で長時間継続可能なウォーキングやジョギング，エアロビクス，サイクリング，水泳などが含まれる．有酸素運動には，心肺機能の向上，基礎代謝の向上，体脂肪の燃焼，

カルボーネン法

目標心拍数＝（220－年齢－安静時心拍数）×運動強度＋安静時心拍数

図 3. カルボーネン法

運動時に心拍数は酸素摂取量とほぼ比例して直線的に増加することから，心拍数で運動強度を表すことができる．カルボーネン法による目標心拍数は，（最大心拍数－安静時心拍数）×運動強度＋安静時心拍数で求めることができ，最大心拍数は220－年齢で計算する．運動強度は最大運動強度を1として，リンパ浮腫患者の運動療法では0.4～0.6程度を目安に目標心拍数を設定する．

表 1. ボルグスケール

自覚的運動強度	
6	
7	非常に楽である
8	
9	かなり楽である
10	
11	楽である
12	
13	ややきつい
14	
15	きつい
16	
17	かなりきつい
18	
19	非常にきつい
20	

1970年にBorgにより開発された自覚的運動強度（RPE：Rate of Perceived Exertion）の指標の1つ．安静時の心拍数を60回/分，最大心拍数を200回/分と仮定し，心拍10拍分を1段階とする15段階（6～20）に分け，自覚的な疲労度と合わせてスケール化されており，リンパ浮腫患者の運動療法では11～13程度を指標とする．

などの効果があり，体力向上や肥満改善の効果も期待できる．リンパ浮腫に対しては，全身の循環動態を活性化することで，深部リンパ系と浅部リンパ系ともに還流を促進させる効果が期待できる．運動強度は，心拍数を指標にしたカルボーネン法（図3）や自覚的運動強度の指標であるボルグスケール（表1）などを用いて設定する．最初は心拍数が軽度上昇する程度から開始し，徐々に運動強度を上げていく．自覚的には「ややきつい」程度の運動を1回20～30分，週3回程度行うことが望ましい．

＜レジスタンス運動＞

レジスタンス運動は，筋肉に対して高い負荷を短時間に集中的にかけて行う運動で，いわゆる筋トレがこれに当たる．筋力は一定の負荷をかけることによって維持・向上するため，レジスタンス運動には，主に筋力や筋持久力の向上の効果がある．リンパ浮腫に対しては，筋肉の収縮による筋ポンプ作用をはじめ，皮膚が動くことによる浅層リンパ管への刺激や，関節運動に伴うリンパ管と静脈への圧迫刺激などにより，リンパ還流を促進する効果が期待できる．これまで，筋力を使う高負荷の運動は，リンパ浮腫を増悪させるリスク因子と考えられ，過度に制限されることが多かったが，近年，適切な指導下に行われるレジスタンス運動はリンパ浮腫の軽減に有効とする報告が増えている．運動強度の設定には，一度に連続して行える運動の最大回数：RM（repetition maximum）を指標として用い，高齢者や低体力者では10～15 RM（最大筋力の60～75％）を最低1セット，週2～3回程度，可能な場合は8～12 RM（最大筋力の67～80％）程度まで増大させていく．

＜水中運動＞

水中では，浮力・抵抗・水圧など水の物理的特性を利用することで，安全で関節に負担の少ない運動が可能となり，効果的に筋力・持久力・呼吸循環機能の向上を図ることができる[8]．浮力により体重負荷は減少し，荷重関節への負担も軽減するため，陸上に比べ安全に効率よく運動することができ，関節可動域の拡大も図れる．また，水中

では陸上と同じ姿勢・速度で歩いた場合，最大で約28倍の抵抗がかかるが，水の抵抗は動作の方向や速度によって変化するため，負荷量を自由に調整することができ，個々の状態に合わせた負荷量で筋力増強を図ることができる．水圧は水深が深くなるほど高くなるため，末梢から心臓へと戻る血液の循環を促進し，胸部にかかる水圧は適度な負荷となり呼吸筋も強化され心肺機能の改善を図れる．リンパ浮腫に関しても，水中では安全に運動ができ，弾性着衣なしでも水圧により圧迫効果が得られ，浮力や水圧によりリンパ還流を促進するドレナージ効果も得られるため，運動・圧迫・リンパドレナージを組み合わせた効果が期待できる．

当院における下肢リンパ浮腫患者に対する入院保存治療の取り組み

現在のリンパ浮腫に対する標準的治療は複合的治療であり，重症リンパ浮腫患者においては入院での加療が必要となることもある[9]．入院中に症状の改善が得られても，退院後にその状態を保てずリバウンドする例も多く，退院後も継続できる適切なセルフケアや運動習慣を獲得することは入院治療の大きな目的の1つである．当院では，下肢リンパ浮腫に対する4週間の入院保存治療プログラムを作成し，医師・看護師・理学療法士など多職種によるチームで複合的治療を行うことで良好な結果を得ている．ここでは，当院での下肢リンパ浮腫患者に対する入院保存療法の取り組みについて，運動療法を中心に紹介する．

＜入院前＞

入院前に一般的なリンパ浮腫検査（血液検査，胸部 X 線，胸腹部 CT，下肢静脈エコーまたは造影 CT，リンパ管機能評価）に心エコーおよび運動負荷心電図による心機能評価を加え，多職種によるカンファレンスで入院保存療法の適応を決定する．事前に当院で作成したパンフレットを渡し，入院前からリンパ浮腫の病態や入院治療の具体的な内容・流れを理解してもらうことで，患者自身がセルフケアの重要性を認識し主体的に治療に参加してもらえるように工夫をしている．

＜入院初期＞

リハビリテーション科では，入院後すぐに身体機能や日常生活動作（ADL：Activities of Daily Living）などの初期評価を行い，運動プログラムを設定する．

＜評価項目＞

身体機能については，体重・下肢周径に加え，大腿四頭筋筋力や6分間歩行テストで筋力や運動耐用能を評価しており，機能障害をきたす合併症の有無（変形性関節症など）についても確認している．ADL は FIM（Functional Independence Measure）を用いて，QOL は SF-36v2（MOS Short-Form 36-Item Health Survey）を用いて評価している[10]．さらに，運動の継続に影響すると言われている自己効力感[11]（ある行動や課題を「自分が達成できる」という信念または自信のこと）についても一般性セルフ・エフィカシー尺度（GSES：General Self-Efficacy Scale）を用いて評価している[12]．

＜運動プログラムの設定＞

運動プログラムは，有酸素運動とレジスタンス運動の組み合わせを基本とし，個々の体力や身体状況に合わせて運動負荷量を設定する．最初は運動習慣がなく，体力も低下している場合が多いため，自覚的運動強度であるボルグスケールを指標として，「楽である」から徐々に「ややきつい」程度に上げていく（ボルグスケール：11〜13）．客観的な運動強度の指標としては，カルボーネン法をもとに目標心拍数（運動中の適切な心拍数）を設定する．運動強度の係数は最初 0.4 程度で計算し，慣れてきたら 0.6 程度まで上げていく．レジスタンス運動では 10 RM（連続で何とか 10 回運動できる）程度を目安に負荷量を設定している．

＜運動の実践＞

入院中は弾性包帯や弾性着衣による圧迫下に，理学療法士によるリハビリテーション治療を1日20〜40分（1〜2単位），週5〜6回で実施する．有酸素運動にはエアロバイクやトレッドミルを用い

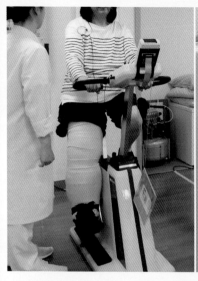
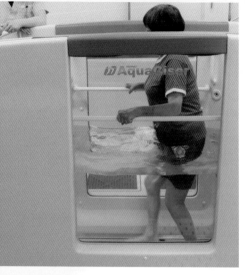

a | b

図 4. 運動療法の実際
　a：弾性包帯による圧迫下にエアロバイクを漕ぐところ
　b：水中トレッドミルでの運動．水位や水流を変えることで負荷量の調整が可能

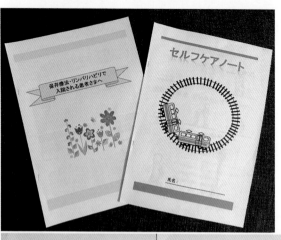

a
b | c

図 5. 当院で使用しているパンフレットとセルフケアノート
　a（左），b：当院で使用している入院案内パンフレット
　a（右），c：退院後も使用するセルフケアノート

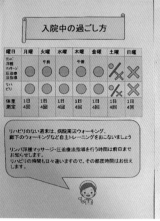
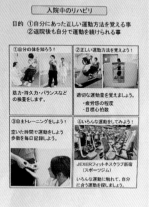
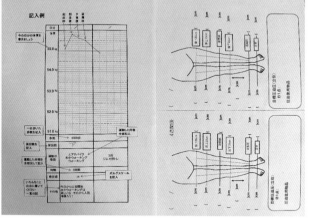

るが，当院には水中トレッドミルの設備もあるため，関節痛や肥満などの合併症がある症例や退院後プールを希望する場合などは積極的に水中トレッドミルを使用している（図4）．リハビリ時間以外にもウォーキングや筋力トレーニングなどの自主トレーニングを積極的に行ってもらい，当院で作成しているセルフケアノートに歩数や運動内容などを記入することで自主的に運動管理をする習慣をつけてもらう（図5）．また，当院はJR東日本の企業立病院であるが，隣接するグループ会社のフィットネスクラブ（JEXER新宿）と連携し，入院中に一般のフィットネスクラブを利用できる

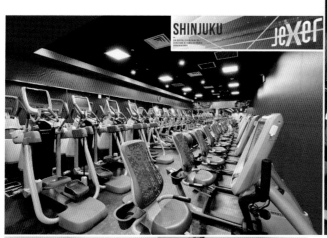
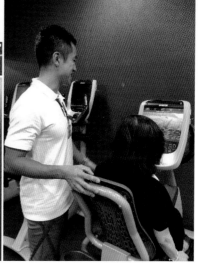
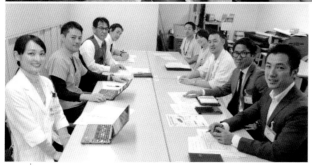

	a	b
	c	

図 6. 隣接するフィットネスクラブ(JEXER 新宿)との連携

a，b：グループ会社である JR 東日本スポーツ株式会社との連携により，入院中から隣接するフィットネスクラブの施設を利用できる体制を構築した．

c：運用にあたっては，リンパ浮腫チームスタッフ，病院事務，JR 東日本スポーツ担当者，JEXER スタッフによる会議を行い，JEXER 利用開始後も定期的に多職種会議を行うことで，円滑な運用が可能となっている．

体制を構築し，リハビリ状況から医師および理学療法士が利用可能と判断した患者には積極的に利用を勧めている(図 6)．初回は安全性を考慮しエアロバイクを使用するが，その後は理学療法士と相談しながら本人の希望や興味に合わせてフィットネスクラブでの運動内容も決めている．一般のフィットネスクラブで運動を行えたという成功体験は，自己効力感を高め，退院後に地元のフィットネスクラブやスポーツジムの利用や運動継続を促す効果があると考えている．

＜入院後期＞

入院中も定期的に多職種によるカンファレンスを実施し，治療経過や方針などについてスタッフ間の共有を図っている．入院後期には，退院後の生活を見据えた運動指導やセルフケア指導を行

い，退院時には初期評価項目に対する効果判定も行う．

＜退院後＞

リンパ浮腫治療の成否は，退院後も運動を含めたセルフケアを適切に継続できているかが重要となる．このため，退院後も定期的な外来受診で体重および周径の測定とセルフケアノートによる経過の確認を行い，必要があれば適宜再指導などを行い，リバウンドの予防に努めている．

＜効果判定＞

2019 年 4 月～12 月に当院で入院保存療法を行った 6 例(10 肢)について入院中の治療効果および退院後の経過を調べたところ，退院時の評価では，体重，周径，大腿四頭筋筋力，6 分間歩行テスト，GSES，SF-36v2 の各項目は，ほぼ全例で入院時

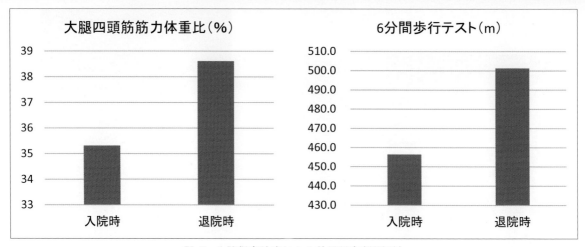

図 7. 入院保存治療による効果判定（退院時）

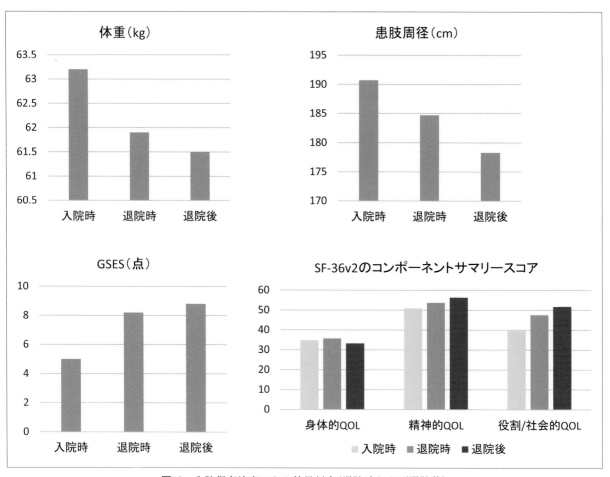

図 8. 入院保存治療による効果判定（退院時および退院後）

に比べ悪化することなく改善が得られていた．さらに退院後（2～6か月）に測定した体重，周径測定，GSES，SF-36v2でもリバウンドはみられず，退院時よりもさらに改善傾向にあった．（図7, 8）.

＜最近の取り組み＞

パンフレットとセルフケアノートの活用やフィットネスクラブとの連携などにより入院中の運動効果や退院後の運動継続に一定の成果を挙げることができた．さらなる改善に向けた取り組み

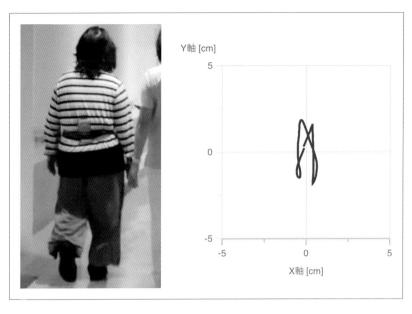

a | b

図 9.
スマートフォンを用いた歩行解析
　a：スマートフォン用歩行解析アプリの1つ「Gait analysis」を用いた歩行解析．スマートフォンをベルトで腰に固定して測定する．
　b：スマートフォン上に表示された歩行時の重心の軌跡

として，最近はスマートフォン，スマートウォッチ，タブレット端末などのスマートデバイスの積極的な活用を検討している．スマートフォン用の歩行解析アプリを用いることで高額な医療機器を使用せず歩容やバランスなどの解析を行ったり（図9），iPad用の作業選択意思決定支援アプリ「ADOC」[13]を用いることで具体的なリハビリメニューの設定や患者と医療者間の目標共有に役立てたりしている．また退院後も，スマートウォッチを利用することで患者自身が心拍数を見ながら運動負荷を調整したり，毎日の運動量や歩数などを記録することで日々の運動やセルフケアの状況を視覚化することができ，医療者ともより細かい情報共有を図ることができるようになっている．こうしたデバイスは医療専用ではなく，多くの患者が身近に手にすることができるものであり，今後更なる活用が期待できる．

おわりに

当院では2018年1月にリンパ浮腫治療を専門とする形成外科医2名が着任し，「リンパ外科・再建外科」が新設された．医師を中心に，専門の研修を受けた看護師，あんまマッサージ指圧師，理学療法士，作業療法士らがOne Teamで治療を行っている．チームアプローチでは，各職種がそれぞれの専門性を発揮しながら共通の目標に向かってい

くことが重要であり，リンパ浮腫治療においては，患者自身が適切なセルフケアを継続することで長期的に浮腫をコントロールし，豊かな生活を手に入れることが目標となる．

リンパ浮腫治療を志す形成外科の先生方には，外科的治療だけでなく，リーダーとしてチームをまとめ，患者さんの生活・人生を長期的にサポートしていくことが期待される．

参考文献

1) 障害者問題研究会編集：ICF：国際生活機能分類―国際障害分類改訂版―．中央法規，2002.
2) 田尻寿子，田沼　明：リハビリテーション関連職種である作業療法士から見た下肢リンパ浮腫のリハビリテーション，日フットケア会誌．15(3)：116-123，2017.
3) 日本リンパ浮腫学会編：リンパ浮腫診療ガイドライン2018年版．金原出版，2018.
4) Fukushima, T., et al.：Immediate effects of active exercise with compression therapy on lower-limb lymphedema. Support Care Cancer. 25：2603-2610, 2017.
　　Summary　下肢リンパ浮腫に対する圧迫下運動療法の即時効果を示したクロスオーバー試験．圧迫下高負荷運動療法では圧迫療法単独よりも有意に患肢下肢容積の減少を認め，また重度の下肢リンパ浮腫により効果的であることを示唆している．
5) Campbell, K. L., et al.：Exercise guidelines for

cancer survivors : consensus statement from international multidisciplinary roundtable. Med Sci Sports Exerc. **51** : 2391-2402, 2019.
Summary　米国スポーツ医学会によるがんサバイバーのための運動ガイドライン．エビデンスに基づき，運動によりがんに関連する多くの健康上の転帰が改善することを示し，専門家の指示による質の高い運動プログラムはがん治療に体系的に取り組まれるべき，と述べている．

6) Moseley, A. L., et al.：The effect of gentle arm exercise and deep breathing on secondary arm lymphedema. Lymphology. **38** : 136-145, 2005.

7) 高倉保幸，山本優一：【リンパ浮腫コントロール】運動療法．MB Med Reha．**214** : 39-44，2017.

8) Tzani, I., et al.：Physiotherapeutic rehabilitation of lymphedema：state-of-the-art. Lymphology. **51** : 1-12, 2018.
Summary　複合的理学療法を中心にリンパ浮腫に対する各種治療法についてレビュー形式で解説している．

9) 冨永律子ほか：続発性下肢リンパ浮腫患者に対する入院での複合的治療効果．日フットケア会誌．**15**(1) : 12-15，2017.

10) 福原俊一，鈴鴨よしみ：SF-36v2 日本語版マニュアル．iHope International Inc. Kyoto，2004，2019.

11) Bandura, A.：Self-efficacy：toward a unifying theory of behavioral change. Psychological Review. **84**(2) : 191-215, 1977.
Summary　ある行動や課題を「自分が達成できる」という信念または自信を表すセルフ・エフィカシーという概念について提唱．

12) 坂野雄二，東條光彦：一般性セルフ・エフィカシー尺度作成の試み．行動療法研究．**12**(1) : 73-82，1986.
Summary　16 の質問項目から構成された一般的なセルフ・エフィカシーの強さを測定する尺度 GSES について．得点範囲は 0〜16 点で高得点ほどセルフ・エフィカシーが高い．

13) Tomori, K., et al.：Utilization of the iPad application：Aid for Decision-making in Occupation Choice. Occup Ther Int. **19**(2) : 88-97, 2012.
Summary　リハビリテーション（主に作業療法）で目標を決める際に患者と作業療法士とのコミュニケーションを支援する目的で開発された iPad 用のアプリケーション ADOC について紹介．ICF をベースに日本の生活文化に合わせて作られた全 95 項目の日常生活における作業のイラストで構成されている．

FAX による注文・住所変更届け

改定：2015 年 1 月

　毎度ご購読いただきましてありがとうございます．

　読者の皆様方に小社の本をより確実にお届けさせていただくために，FAX でのご注文・住所変更届けを受けつけております．この機会に是非ご利用ください．

◇ご利用方法

　FAX 専用注文書・住所変更届けは，そのまま切り離して FAX 用紙としてご利用ください．また，注文の場合手続き終了後，ご購入商品と郵便振替用紙を同封してお送りいたします．**代金が 5,000 円をこえる場合，代金引換便とさせて頂きます**．その他，申し込み・変更届けの方法は電話，郵便はがきも同様です．

◇代金引換について

　本の代金が 5,000 円をこえる場合，代金引換とさせて頂きます．配達員が商品をお届けした際に，現金またはクレジットカード・デビットカードにて代金を配達員にお支払い下さい(本の代金＋消費税＋送料)．(※年間定期購読と同時に 5,000 円をこえるご注文を頂いた場合は代金引換とはなりません．郵便振替用紙を同封して発送いたします．代金後払いという形になります．送料は定期購読を含むご注文の場合は頂きません)

◇年間定期購読のお申し込みについて

　年間定期購読は，1 年分を前金で頂いておりますため，代金引換とはなりません．郵便振替用紙を本と同封または別送いたします．送料無料，また何月号からでもお申込み頂けます．

　毎年末，次年度定期購読のご案内をお送りいたしますので，定期購読更新のお手間が非常に少なく済みます．

◇住所変更届けについて

　年間購読をお申し込みされております方は，その期間中お届け先が変更します際，必ずご連絡下さいますようよろしくお願い致します．

◇取消，変更について

　取消，変更につきましては，お早めに FAX，お電話でお知らせ下さい．

　返品は，原則として受けつけておりませんが，返品の場合の郵送料はお客様負担とさせていただきます．その際は必ず小社へご連絡ください．

◇ご送本について

　ご送本につきましては，ご注文がありましてから約 1 週間前後とみていただきたいと思います．お急ぎの方は，ご注文の際にその旨をご記入ください．至急送らせていただきます．2〜3 日でお手元に届くように手配いたします．

◇個人情報の利用目的

　お客様から収集させていただいた個人情報，ご注文情報は本サービスを提供する目的(本の発送，ご注文内容の確認，問い合わせに対しての回答等)以外には利用することはございません．

　その他，ご不明な点は小社までご連絡ください．

株式会社 全日本病院出版会　〒 113-0033 東京都文京区本郷 3-16-4-7F　電話 03(5689)5989　FAX03(5689)8030　郵便振替口座 00160-9-58753

FAX 専用注文書

形成・皮膚 2007

年　月　日

○印	PEPARS	定価(消費税込み)	冊数
	2020 年 1 月～12 月定期購読(送料弊社負担)	42,020 円	
	PEPARS No. 159 外科系医師必読！形成外科基本手技 30 [増大号] [新刊]	5,720 円	
	PEPARS No. 147 美容医療の安全管理とトラブルシューティング [増大号]	5,720 円	
	バックナンバー(号数と冊数をご記入ください) No.		

○印	Monthly Book Derma.	定価(消費税込み)	冊数
	2020 年 1 月～12 月定期購読(送料弊社負担)	42,130 円	
	MB Derma. No. 294 "顔の赤み" 鑑別・治療アトラス [増刊号] [新刊]	6,380 円	
	MB Derma. No. 288 実践！皮膚外科小手術・皮弁術アトラス [増大号]	5,280 円	
	バックナンバー(号数と冊数をご記入ください) No.		

○印	瘢痕・ケロイド治療ジャーナル		
	バックナンバー(号数と冊数をご記入ください) No.		

○印	書籍	定価(消費税込み)	冊数
	図解 こどものあざとできもの―診断力を身につける― [新刊]	6,160 円	
	運動器臨床解剖学―チーム秋田の「メゾ解剖学」基本講座― [新刊]	5,940 円	
	超実践！がん患者に必要な口腔ケア―適切な口腔管理で QOL を上げる― [新刊]	4,290 円	
	美容外科手術―合併症と対策― [新刊]	22,000 円	
	足関節ねんざ症候群―足くびのねんざを正しく理解する書― [新刊]	6,050 円	
	グラフィック リンパ浮腫診断―医療・看護の現場で役立つケーススタディ―	7,480 円	
	骨折治療基本手技アトラス	16,500 円	
	足育学　外来でみるフットケア・フットヘルスウェア	7,700 円	
	ケロイド・肥厚性瘢痕 診断・治療指針 2018	4,180 円	
	実践アトラス 美容外科注入治療　改訂第 2 版	9,900 円	
	ここからスタート！眼形成手術の基本手技	8,250 円	
	Non-Surgical 美容医療超実践講座	15,400 円	
	カラーアトラス 爪の診療実践ガイド	7,920 円	
	そこが知りたい 達人が伝授する日常皮膚診療の極意と裏ワザ	13,200 円	
	創傷治癒コンセンサスドキュメント―手術手技から周術期管理まで―	4,400 円	

○	書　名	定価	冊数	○	書　名	定価	冊数
	図説 実践手の外科治療	8,800 円			超アトラス眼瞼手術	10,780 円	
	使える皮弁術　上巻	13,200 円			イチからはじめる 美容医療機器の理論と実践	6,600 円	
	使える皮弁術　下巻	13,200 円			アトラスきずのきれいな治し方 改訂第二版	5,500 円	

お名前　フリガナ

　　　　　　　　　　　　　　　　　　　　　㊞

診療科

ご送付先　〒　　－

□自宅　　□お勤め先

電話番号

□自宅
□お勤め先

バックナンバー・書籍合計
5,000 円 以上のご注文
は代金引換発送になります

―お問い合わせ先―
㈱全日本病院出版会営業部
電話 03(5689)5989

FAX　03(5689)8030

PEPARS

各号定価 3,000 円＋税．ただし，増大号のため，No.123，
135，147，159 は定価 5,200 円＋税．
在庫僅少品もございます．品切の場合はご容赦ください．
　　　　　　　　　　　　　　　　　　（2020 年 7 月現在）
本頁に掲載されていないバックナンバーにつきましては，
弊社ホームページ（www.zenniti.com）をご覧下さい．

2020 年　年間購読　受付中！
年間購読料　42,020 円(消費税込) (送料弊社負担)
（通常号 11 冊＋増大号 1 冊：合計 12 冊）

click

全日本病院出版会　　　　　　　　　　検索

次号予告

瘢痕拘縮はこう治療する！

No.165（2020 年 9 月号）

編集／日本医科大学教授　　　　　小川　　令

PEPARS　No.164
2020 年 8 月 15 日発行（毎月 1 回 15 日発行）
定価は表紙に表示してあります.
Printed in Japan

ⓒ ZEN・NIHONBYOIN・SHUPPANKAI, 2020

発行者　　末 定 広 光
発行所　　株式会社　**全日本病院出版会**
〒 113-0033 東京都文京区本郷 3 丁目 16 番 4 号
　　　電話（03）5689-5989　Fax（03）5689-8030
　　　郵便振替口座 00160-9-58753

印刷・製本　三報社印刷株式会社　　　電話（03）3637-0005
広告取扱店　㈱日本医学広告社　　　　電話（03）5226-2791